RECHERCHES CLINIQUES ET EXPÉRIMENTALES

SUR

L'ACTION HYPOTHERMIQUE DE L'ALCOOL

PAR

Maxime DUMOULY,

Docteur en médecine de la Faculté de Paris,
Lauréat de la Faculté de Montpellier (médaille d'argent).

PARIS

ADRIEN DELAHAYE ET E. LECROSNIER ÉDITEURS

Place de l'École-de-Médecine

1880

RECHERCHES CLINIQUES ET EXPÉRIMENTALES

SUR

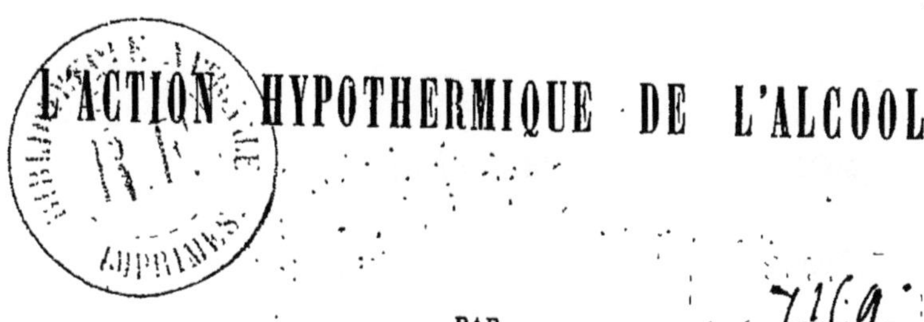

L'ACTION HYPOTHERMIQUE DE L'ALCOOL

PAR

Maxime DUMOULY,

Docteur en médecine de la Faculté de Paris,
Lauréat de la Faculté de Montpellier (médaille d'argent).

PARIS

ADRIEN DELAHAYE ET E. LECROSNIER ÉDITEURS

Place de l'École-de-Médecine

—

1880

A MON PÈRE ET A MA MÈRE

Témoignage d'une reconnaissance et d'une
affection sans bornes.

A M. DESDEVISES

Chef du personnel à l'Administration centrale des Finances.

A M. LOUOT

Ancien employé supérieur des finances.

RECHERCHES CLINIQUES ET EXPÉRIMENTALES

SUR

L'ACTION HYPOTHERMIQUE DE L'ALCOOL

AVANT-PROPOS

Dans les grandes luttes qui ont agité l'histoire de la médecine, une place honorable revient à l'alcool. Que de longues et profondes études, quelles ardentes controverses cette substance n'a-t-elle pas soulevées ? Des noms justement célèbres, des personnalités puissantes se sont trouvés engagés dans la lice, et dans ces tournois scientifiques, où les armes sont des raisonnements et des expériences, le résultat est souvent resté indécis ; les théories ont succédé aux théories ; au milieu de cette large mêlée, c'est à peine si la vérité commence à se faire jour ; de longs et pénibles travaux ont cherché à l'élucider, bien des points nouveaux ont été acquis à la science, mais cela ne veut pas dire que le dernier mot soit prononcé ; le jour n'est pas encore venu où les derniers dissidents devront déposer les armes devant la vérité éclatant en pleine lumière. Ces résultats obtenus, que nous pouvons presque regarder aujourd'hui comme l'expression de cette vérité, nous les devons à l'expérimentation. Des voix éloquentes ont déjà montré ce qu'elle était, ce qu'elle était capable de produire et de donner ; voilà encore une de ses brillantes conquêtes, de l'expérimentation qui a dégagé la science ancienne purement raisonnante et empirique, et construit le glorieux édifice de la science moderne.

Chimie, hygiène, physiologie, applications thérapeutiques, telles sont les quatre grandes divisions qui peuvent partager l'étude de l'alcool. Les deux premiers côtés de la question, nous les laisserons pour ne nous occuper que des deux autres, et encore dans leur étude passerons-nous sur bien des points pour nous appesantir davantage sur d'autres. La physiologie et la thérapeutique, n'est-ce pas là précisément, après l'hygiène, les deux points de l'étude de l'alcool qui ont donné naissance à ces ardentes controverses auxquelles nous faisions allusion il y a un instant, naissance à tant de travaux que dès 1864 M. Perrin, le savant auteur d'un important article de dictionnaire, renonçait à donner une bibliographie quelque peu complète des travaux publiés sur la matière. S'il en est ainsi en 1864, seize ans plus tard, la question doit être encore bien plus difficile alors que ces seize années ont été fécondes en travaux sinon en résultats précis.

Dans le brillant livre d'or qui s'ouvre à nos yeux, quels noms illustres choisir ? Qu'il nous suffise de nommer Liebig à côté de Bouchardat et Sandras, en face de Demarquay, de Ludger Lallemand et de Perrin ; Bentley Todd, Anstie, Edw·Smith à côté de Béhier, du prof. G. Sée, à côté desquels encore trouve une place brillante le livre récent de Audigé et Dujardin Beaumetz. Dans le sillon suivi par une si éclatante phalange accompagnée encore de tant d'autres noms remarquables, il reste cependant encore à récolter. C'est une témérité de travailler dans une voie si battue, aussi la tâche n'eût pas été à la hauteur de mon courage, si je n'avais reçu un si haut et puissant appui de M. le professeur G. Sée, un aide si bienveillant de M. le Dr Bochefontaine qui ont mis à ma disposition le laboratoire de l'Hôtel-Dieu, qui m'ont fourni les moyens matériels, et dont les savants conseils m'ont si souvent aplani un sentier difficile ; qu'ils en reçoivent ici le public témoignage de ma gratitude.

***

Laissant de côté un historique qui offre d'autant moins d'intérêt qu'il a été plus souvent fait, nous entrons de suite dans l'exposé du rôle physiologique de l'alcool. L'action de cette substance sur les différents appareils sera passée en revue aussi rapidement que possible pour arriver vite à l'action sur la thermogénèse que nous avons eue plus spéciale- ment en vue. Comme dans le grand consensus organi- que, toutes les actions des divers appareils sont reliées entre elles par quelque lien, quelques considérations sur chacun sont indispensables. Les fonctions phy- siologiques s'enchaînent, une substance agit ordi- nairement sur plusieurs fonctions et appareils, et c'est dans une première action qu'on peut souvent trouver la raison de la seconde. Notre plan sera donc de passer en revue successivement l'action de l'alcool sur la digestion, la nutrition, la circulation, la respi- ration en apportant à ce dernier point de vue, quel- ques données expérimentales, le système nerveux et enfin la température animale au point de vue physio- logique, avant d'émettre quelques considérations sur ses effets thérapeutiques.

ACTION DE L'ALCOOL SUR LA DIGESTION, LA NUTRITION ; SON ELIMINATION.

Dans l'expérimentation animale, on fait souvent pénétrer l'alcool dans l'organisme par voie d'injec- tion hypodermique ; soit pour avoir une absorption plus vive, soit pour éviter quelques accidents comme les vomissements qui suivent souvent l'ingestion sto- macale. Dans ce cas, on n'observe pas les effets di- rects irritatifs sur le tube digestif ; mais chez l'homme, à l'état physiologique, ce sont les voies digestives naturelles qui servent à l'introduction de la substance alcoolique dans l'organisme. Il n'est pas complètement indifférent qu'il soit ingéré en nature ou dilué, ou même à l'état de liqueur. En physiologie, pour rendre les résultats univoques, on se sert d'alcool pur.

Lorsqu'il est porté en grande quantité dans l'estomac sans être soumis à une dilution convenable, il agit sur lui violemment par action topique; on a observé jusqu'à des érosions, des destructions de la muqueuse stomacale; des chiens soumis à de fortes ingestions ont présenté d'assez larges pertes de substance stomacale; à dose moins forte on a eu des inflammations. A dose faible, et mélangé à un liquide comme de l'eau, par exemple, il n'y a pas d'action locale nuisible sur la muqueuse. Si dans l'estomac il y a des aliments, l'alcool à dose faible aide à leur digestion, il excite en effet les différentes sécrétions qui sont de nature à faciliter cet acte physiologique; il fait sécréter le suc gastrique, le suc pancréatique, en même temps il coagule les matières albuminoïdes. Magendie lui attribue aussi le pouvoir de coaguler le mucus stomacal.

Dans l'estomac même, en présence du mucus, suivant Leuret et Lassaigne, l'alcool serait en partie transformé en acide acétique, mais le fait est controuvé, ce qui aurait quelque apparence de vérité quand on considère l'odeur des matières vomies par les gens ivres, l'odeur d'éther amylique des renvois qu'on observe au début même de l'ivresse. Bouchardat et Sandras, toutefois n'admettent pas cette transformation dans cet organe, et Frerichs qui à deux fois a recherché dans l'estomac la présence de cet acide acétique après l'ingestion de l'alcool, a vu ses recherches aussi infructueuses la première fois que la seconde.

L'alcool, qui à petite dose, comme nous l'avons vu, aide à la digestion, a une action absolument contraire quand il est pris à forte dose, ce qu'il faut peut-être rapporter à son pouvoir coagulant, indépendamment de son action sur le système nerveux central. La congulation en masse de ce qui est dans l'estomac, depuis le suc gastrique jusqu'au mucus stomacal est une entrave à la digestion. L'indigestion qui est presque la compagne inséparable de l'ivresse est la meilleure preuve du fait. A forte dose, on a des vomissements, à faible dose au contraire, il agit directement sur la paroi stomacale, et c'est à ce titre qu'il a été à bon droit préconisé contre les vomissements incoercibles si fatigants pour les malades, depuis les vomissements des femmes enceintes jusqu'à ceux des malheureux phthisiques.

L'alcool ingéré est absorbé par l'estomac et aussi par l'intestin. Est-ce les chylifères ou les vaisseaux veineux qui président à cette absorption? Bouchardat et Sandras opinent pour les veines, Longet regarde la question comme encore pendante (1). Quand l'alcool est joint au sucre, a-t-on prétendu, il n'est obsorbé que par l'intestin. Si le fait est vrai nous pouvons de suite tirer ddlà une indication thérapeutique : ne jamais donner l'alcool à un malade dans une potion faite avec du sirop de sucre, par exemple, qui retarderait d'une façon notable l'absorption de la substance médicamenteuse.

Dans l'estomac, l'absorption se fait avec une rapidité considérable ; l'ivresse se manifeste à peine quelques instants après l'ingestion d'une quantité d'alcool suffisamment considérable.

Bouchardat et Sandras, dans les Archives d'anatomie et de physiologie, (1846), rapportent l'expérience suivante qui est bien de nature à démontrer la rapidité de cette absorption : Ils mirent en expérience une poule à laquelle ils firent avaler en trois fois, dans l'espace d'un quart d'heure 20 grammes d'alcool auquel était mélangée une égale quantité d'eau ; à la troisième administration, l'animal tomba sur le flanc. Exécuté immédiatement, les intestins furent lavés avec soin, ainsi que l'estomac, et dans le liquide recueilli, sur les 20 grammes avalés, on retrouva 5 grammes d'alcool. Autrement dit, en un quart d'heure les trois quarts du liquide ingéré avaient été absorbés. — Dans une des expériences faites sur les chiens, nous avons vu un chien entrer pour ainsi dire instantanément dans la période d'ivresse après l'ingestion de 20 grammes d'alcool pur.

(1) Longet, Traité de physiologie, t. I.

Quelles que soient les voies que suit l'alcool pour être absorbé, que ce soit les veines on les chylifères, au bout d'un temps très court il se trouve dans le sang, qui le transporte dans les différents organes où nous le suivrons bientôt dans ses destinées ultérieures.

Sans nous occuper encore de l'action de l'alcool sur les différents systèmes, efforçons-nous de savoir ce qu'il devient. Cette question nous fait entrer déjà dans le domaine des controverses, et celle-là non encore vidée, a divisé et divise encore peut-être aujourd'hui beaucoup de chimistes et d'expérimentateurs. La théorie la plus ancienne est celle de Liebig qui a su trouver de vaillants défenseurs parmi lesquels Sandras et Bouchardat doivent obtenir le premier rang. Suivant ces auteurs, il existe entre l'alcool et l'oxygène une profonde affinité. Dès lors, quand l'alcool est absorbé, l'oxygène qui pénètre dans l'organisme par l'intermédiaire de l'hématose se porte sur ce corps pour le comburer. L'alcool est détruit par l'oxygène dans le torrent circulatoire, il subit une série de transformations d'ordre purement chimique pour être amené à l'état minéral et exhalé sous forme d'eau et d'acide carbonique. Ainsi de l'alcool ingéré, tout est absorbé, rien n'est éliminé, et tout doit arriver à la transformation ultime en acide carbonique et en eau.

Cette théorie était adoptée universellement, sous le couvert seul des noms illustres qui la patronnaient. Ses conséquences qui semblaient expliquer naturellement un grand nombre de faits, son apparence séduisante, tout semblait la rendre irréfutable, quand en 1860 trois expérimentateurs du plus grand mérite, Perrin, Ludger Lallemand et Duroy vinrent présenter à l'Académie un mémoire dans lequel ils battaient en brèche l'ancienne théorie, dans lequel ils venaient dire que l'alcool ingéré était dans sa totalité absolue éliminé de l'organisme sans avoir subi de modification préalable. Au lieu d'être comme tout à l'heure soumis dans l'organisme à des décompositions chimiques et absorbé en entier, l'alcool sortait de l'économie animale éliminé par les différents émonctoires. En tête, la perspiration cutanée, ensuite le rein, puis l'exhalation pulmonaire : Les produits de la perspiration cutanée difficile à recueillir se prêtent difficilement à l'analyse ; l'épreuve était plus facile pour les deux autres modes éliminatoires, surtout pour le rein. La présence de l'alcool dans l'urine est facile à constater ; les ressources dont la chimie dispose devaient trancher la question, et l'épreuve a été favorable à la théorie de l'élimination. Une solution de 1 gramme de bichromate de potasse dans 30 grammes d'acide sulfurique est oxydée par des quantités même très-minimes d'alcool et peut déceler la présence de ce liquide dans l'urine. Elle peut être décelée encore par un autre moyen plus minutieux, beaucoup plus long, mais qui a l'avantage immense de permettre de doser la quan-

tité éliminée. Le procédé consiste dans la distillation
de l'urine dans une cornue surmontée d'un serpentin en verre. En chauffant doucement, on voit au
bout de quelques instants perler sur la paroi du
serpentin des gouttes d'un liquide huileux; elles
coulent et se rassemblent dans un récipient. Le
liquide obtenu a l'odeur alcoolique, il est susceptible
de s'enflammer ; en un mot, il a toutes les réactions
caractéristiques de l'alcool ; il peut être pesé et
montre ainsi la quantité éliminée dans un certain
volume d'urine prise à une heure connue après l'ingestion de la substance alcoolique.

Ce fait, à lui seul, ébranlerait fortement la théorie
de Liebig si d'autres faits encore regardés comme
fondamentaux dans cette théorie ne se trouvaient
renversés par les expérimentations des auteurs que
nous avons nommés et en particulier de Perrin; ce
dernier a expérimenté sur lui-même. Suivant Liebig,
l'alcool étant transformé en eau et en acide carbonique, il est évident qu'il doit être excrété une bien
plus grande quantité d'acide carbonique ; or, Smith,
(in the Lancet 1861), citant déjà les résultats obtenus par Hammond, vient nous dire que après l'ingestion de l'alcool il y a une diminution dans la quantité d'acide carbonique expiré, faisant remarquer du
reste que le rhum la diminue moins à cause du sucre
qu'il contient, et il établit à ce sujet un parallèle entre
les diverses liqueurs usitées en Angleterre. Perrin,
plus explicite, donne des chiffres. Après avoir pris

670 c.c. de vin rouge pesant 9. Gay Lussac, il exhala 210 gr. 766 d'acide carbonique, tandis que dans le même temps, après abstinence, il exha la 250 gr. 100 du même gaz.

Sans doute, la théorie de Perrin, Duroy et Lallemand est la vraie, elle s'appuie sur des faits d'une démonstration facile, que chacun peut répéter, il serait difficile de la renverser, mais exprime-t-elle toute la vérité? Ici peut-être est-il permis d'être quelque peu dissident, car enfin, jamais on n'a pu retrouver dans les excrétions la totalité du liquide ingéré. De là le point de départ de réfutations et de travaux contradictoires parmi lesquels il faut citer ceux de M. Baudot, qui dans une ardente polémique émit des arguments de nature à jeter quelquefois la théorie de Perrin, Lallemand et Duroy dans un terrible embarras. Ces auteurs qui annoncent sans aucune restriction que tout l'alcool ingéré et éliminé en totalité et en nature, sont parvenus, dans des cas où des doses considérables avaient été ingérées, à représenter dans les urines deux grammes seulement de tout cet alcool. Admettons qu'ils en retirent 4 grammes encore par la perspiration cutanée, l'expiration pulmonaire, par contre, a toujours donné un résultat négatif. Cela fait en tout 6 grammes d'alcool retrouvés.

Cependant, comme nous le dirons bientôt, on retrouve l'alcool en nature dans les différentes parties de l'organisme, il n'y est donc pas détruit. M. Baudot répond à cela que l'expérience a toujours été faite immédiatement ou au moins trop peu de temps après l'ingestion, alors que les transformations chimiques n'ont pas encore eu le temps de s'effectuer. Comme conclusion, il arrive à dire que l'alcool n'est éliminé que très exceptionnellement, et qu'alors on a affaire à un cas pathologique analogue à la glycosurie ; il le décore du nom d'alcoolurie. Alors tout le monde serait alcoolurique, car tout le monde élimine de l'alcool, on l'a trouvé toutes les fois qu'on l'a cherché. Ces 6 grammes retrouvés, sur 200 ou 300 grammes ingérés, sont bien de l'alcool, mais la quantité est fort minime. On objecte à cela qu'il en reste de grandes quantités qui ne peuvent être recueillies, grâce à la dissémination dans l'organisme ; mais, malgré tout, de 6 grammes à 300 grammes, la distance est trop grande pour voir la conviction pleinement entraînée. Si tout l'alcool n'est pas éliminé, que peut devenir l'autre partie, sinon être absorbée ? Quant à la relation qui existerait entre la portion éliminée et celle absorbée, elle serait difficile à établir. Il a été dit, cependant, que si la dose est forte, le plus grand rôle revient à l'élimination ; est-elle faible ? à l'absorption.

Quoi qu'il en soit, le fait de l'élimination subsistant toujours, demeurant comme une vérité physiologique, il était nécessaire de chercher à savoir dans quel laps de temps elle s'accomplit. Les évaluations ont été un peu différentes, mais en général elle est regardéè comme rapide. Elle s'établit presque immédiatement après l'ingestion. Dupré, de Westminster Hospital, dit l'avoir vue se faire encore du neuvième au vingt-quatrième jour après la dernière dose. Perrin donne douze à quatorze heures comme le dernier terme ; dans sa réponse à la réfutation de Baudot, il va jusqu'à trente à quarante heures.

Revenons un peu en arrière, voyons ce que l'alcool fait dans l'organisme, et voyons en même temps le rôle qu'il y joue. Lorsqu'il est absorbé par les voies digestives, l'alcool passe d'abord dans le sang. Cette première proposition ne saurait être controuvée, car on a rencontré dans ce liquide de l'alcool en nature ; la distillation du sang d'animaux alcoolisés, d'un homme mort en état complet d'ivresse, en a fourni des quantités notables. Le sang, suivant son rôle physiologique, le porte dans les divers départements de l'organisme, le met en contact avec le tissu des organes, avec les éléments anatomiques ; il s'y dissémine, il se répand partout, mais, fait remarquable, il a une sorte de prédilection pour certains organes, et cette affinité est différente, suivant que l'alcool pénètre par voie d'absorption digestive ou par voie d'injection veineuse.

Dans le premier cas :

Le sang renferme. . . . 1   partie d'alcool.
Le foie   —   1,48   —
Le cerveau —   . .   1,75   —

Dans le second cas :

Le sang renferme. . . .   1   partie d'alcool.
Le foie   —   1,75   —
Le cerveau —   3   —

Ainsi l'alcool a une affinité particulière pour· le foie : y arrivant aussitôt après·son absorption par les ramifications de la veine porte, il s'y accumule, mais en moins grande quantité que dans le tissu nerveux ; à quoi est due cette prédilection? Nous nous bornons à constater le fait, sans chercher à l'expliquer. Du reste pour le plomb nous trouvons un phénomène analogue.

L'alcool séjournant dans l'organisme ne s'y comporte pas comme un corps inerte, il doit y jouer un rôle considérable dont la détermination présente, au point de vue physiologique et même thérapeutique, une importance très grande. Nous laissons de côté l'action sur les différents systèmes, pour ne jeter un coup d'œil en ce moment que sur le rôle relatif à la nutrition, terrain qui a encore été le théâtre de longues et interminables discussions.

Pour Bouchardat, pour Liebig, comme pour Longet (1), l'alcool est un aliment, et un aliment respiratoire ; ils le considèrent comme un aliment calorifique tenant sa place à côté des matières grasses et amylacées, qu'au besoin même il peut remplacer ; l'homme du Nord remplacerait l'huile de poisson par l'eau-de-vie ; Liebig parle même de la sorte d'antagonisme qui semble s'établir entre l'alcool et l'huile

---

(1) Longet, Physiologie, Tome I.

de foie de morue chez les buveurs que la nécessité oblige à faire usage de cette dernière substance. L'alcool, qui a, comme on sait, pour formule $C^2 H^6 O$, ne contient pas d'azote ; on ne pourrait donc le considérer comme un aliment complet, capable de former lui même des tissus, mais il agirait comme aliment ternaire. Cette théorie avait pour elle de grandes apparences de vérité, la facilité avec laquelle on s'abstient d'aliments par un régime alcoolique, l'embonpoint énorme de ceux qui se livrent à la boisson, embonpoint qu'ils acquièrent rapidement, quoiqu'ils ne mangent pour ainsi dire pas, plaidaient en sa faveur. Chacun connaît l'exemple de ce Suédois qui vécut plusieurs mois en ne prenant absolument que de l'eau-de-vie ; l'alcool aurait donc été pour lui un véritable aliment.

Mais Perrin et ses collaborateurs dénièrent à l'alcool ce rôle alimentaire, et apportèrent à leur assertion un grand nombre de raisons qui peuvent se résumer ainsi :

« L'alcool (1), contrairement aux aliments, séjourne dans le sang en nature comme corps étranger ; » il n'y est nullement modifié, tandis que cette modification, pour s'adapter au rôle nutrificateur, est le caractère de l'aliment.

« L'alcool, contrairement aux aliments, ne fournit aucun produit d'oxydation. » En effet, comme nous,

(1) Maurice Perrin, Union médicale, 1868.

l'avons dit, on ne trouve dans le sang ni l'aldéhyde, ni les acétates, ni les oxalates, que prétend y trouver Ducheck; Perrin les a recherchés par des expériences précises et n'a pu les rencontrer; au reste, l'odeur et une légère acidité du sang ne peuvent suffire à caractériser ces corps, ainsi que l'avaient fait Bouchardat et Sandras. Ces deux auteurs admettaient une véritable asphyxie du sang par l'alcool; mais si le sang était ainsi asphyxié, il perdrait sa couleur vermeille. Or il n'en est rien; il n'a pas, sauf peut-être à la période agonique, cette couleur qu'on lui a attribuée. L'acide carbonique diminue au lieu d'augmenter, comme il le serait s'il jouait un rôle alimentaire; s'il y avait les transformations chimiques que subissent les aliments, la chaleur animale devrait augmenter; au contraire, elle diminue.

« L'alcool trahit sa présence, contrairement aux aliments, par des effets spéciaux, toujours de même ordre et dont l'intensité peut être rapidement mortelle. »

« L'alcool, contrairement aux aliments, s'accumule dans certains organes, qui, à poids égal, en contiennent constamment plus que le sang. »

Ainsi nous ne retrouvons dans l'alcool aucun des caractères de l'aliment; ce n'est pas cette substance qui, saisie par les rouages de la machine organique, subit les forces de la chimie vivante, et détruite dans son intimité, perd son autonomie propre pour devenir partie constituante du sang et faire corps avec l'organisme.

Mais tous ces faits physiologiques, comme le non-besoin d'aliments, le soutien des forces, qui recevaient avec la théorie de Liebig une explication si simple et si naturelle, comment, avec la théorie de Perrin, pourrons-nous les expliquer? Ici, nous ne regardons pas l'alcool comme capable de remplacer les huiles ou les graisses, mais comme un dispensateur des forces nerveuses; son séjour en grande quantité dans les centres nerveux donne quelque poids à cette manière de voir. « C'est par une action sur le système nerveux qu'il intervient directement, mais activement, dans le mouvement de nutrition dont il paraît être le régulateur, le modérateur par excellence (1). »

Bœcker, qui en 1855, fit le premier remarquer que le sang reste vermeil après l'ingestion de fortes doses d'alcool, dit qu'il cimente l'oxygène aux globules, d'où une combinaison assez stable pour soustraire les tissus à l'action dissolvante de l'oxygène. Smith « the Lancet, March, 2, 1861 », dit aussi que l'alcool prévient l'oxydation des nerfs et des autres tissus. Trépant indique une autre interprétation : l'alcool gêne les globules dans leur rôle de porteurs d'oxygène; étant dans le sérum, il rend beaucoup plus difficiles les passages de dedans au dehors des

(1) Perrin.

globules, attendu qu'il y a alors tendance à l'osmose de dehors en dedans.

De ces dernières interprétations, quelle que soit celle qu'on admette, le résultat final est le même : nous n'avons plus une nutrition directe par l'alcool, nous avons une substance qui empêche la dénutrition en entravant l'action physiologique normale du liquide sanguin ; une substance qui, comme dit Perrin, soutient l'organisme en empèchant la dénutrition, en diminuant la dépense, mais sans augmenter la recette.

Cette théorie de l'obstacle à la dénutrition trouve un appui dans le fait, que nous connaissons déjà, de la diminution de l'acide carbonique dans l'air expiré. Marvaud en a donné une autre confirmation dans l'important travail qu'il a fait sur l'élimination de l'urée ; il a constaté que l'alcool détermine dans le rein une diminution de l'urée et de sels fixes, par suite de la modification qu'il apporte aux fonctions dont le rein se trouve chargé. Nous voyons donc partout la preuve d'un ralentissement sans désassimilation ; dès lors l'individu, ne se dénourrissant pas, ne s'usant pas, a moins besoin d'aliments.

Telle est la théorie qui, d'accord avec la plupart des faits connus, est probablement la plus vraie, et présente l'avantage d'expliquer plus facilement que celle de Liebig les faits que nous étudierons au chapitre de la calorification.

De l'action sur la nutrition nous pouvons rapprocher immédiatement l'action de l'alcool sur les forces. Une dose modérée d'alcool amène l'organisme en état de déployer une quantité de forces considérable, dépassant les limites ordinaires. Il faut tenir compte de la dénutrition moins rapide de l'individu, mais cette cause n'est pas la seule. La fatigue musculaire provient de l'emmagasinement dans la substance musculaire de produits usés, de déchets organiques, comme la créatine, la créatinine, etc. ; d'après une idée fort ingénieuse de M. le professeur Sée, l'alcool ferait un véritable balayage de ces matières excrémentitielles, et ramènerait le muscle à son état d'intégrité parfaite, tel qu'il était avant de fonctionner, et le rend par conséquent capable de donner une grande quantité de travail. Ainsi, avec l'alcool, dénutrition diminuée de l'individu, usure moins rapide du muscle ; joignez à cela une stimulation puissante que nous verrons plus tard ; telles sont les causes complexes qui peuvent expliquer la fatigue plus lente et la plus grande vigueur de l'homme légèrement alcoolisé.

ACTION SUR LA RESPIRATION ET LA CIRCULATION.

L'action de l'alcool sur la respiration a été en général fort peu étudiée. Smith (in the Lancet) la regardait même comme absolument nulle. L'attention s'est peu portée de ce côté. On trouve constatés quelques résultats, mais les expériences précises sont rares. M. le professeur Sée dit, dans ses Cliniques, que l'alcool augmente la respiration. MM. Stacchini et Bochefontaine ont également noté une accélération chez le chien alcoolisé.

Nous avons, pour notre part, obtenu quelques traces pneumographiques sur des chiens fortement alcoolisés, et les résultats ont été concordants avec ceux de ces auteurs.

Un chien d'assez forte taille (12 kilos) prend par la sonde œsophagienne 30 grammes d'alcool à 90°, dilué dans partie égale d'eau. Avant l'expérience, il avait par minute 33 respirations. Après une demi-heure, on en compte sur le tambour enregistreur 46 dans le même laps de temps. — Après 35 minutes, 59 respirations. — Après 40 minutes, 61 respirations. — Après 50 minutes, 83 respirations par minute. — Après 60 minutes, 73 respirations.

Un second chien de 15 kilos, ayant un abcès à la cuisse droite, prend par la sonde œsophagienne 50 grammes d'alcool pur à 90°.. Après 5 minutes, il commence à avoir un peu d'incertitude dans les mouvements. Au bout d'une demi-heure, l'ivresse est manifeste. On applique alors le pneumographe sur a poitrine de l'animal. Avant l'expérience, il avait 22 respirations par minute. — Après une demi-heure, il en a 41. — Après 45 minutes, il n'en a plus que 36. — Après 50 minutes, 35. — Après 35 minutes, 26 respirations. — Après une heure, 21.

De ces deux expériences on pourrait conclure que la respiration subit d'abord une forte accélération, pour revenir ensuite, au bout d'un temps assez court, à sa vitesse normale. Cette accélération peut être considérable, comme le montre la première expérience, dans laquelle le chien était en état complet d'ivresse.

Il serait difficile d'analyser dans tous leurs détails les changements apportés par l'alcool dans la forme du tracé respiratoire. Dans le tracé pris avant l'ex-

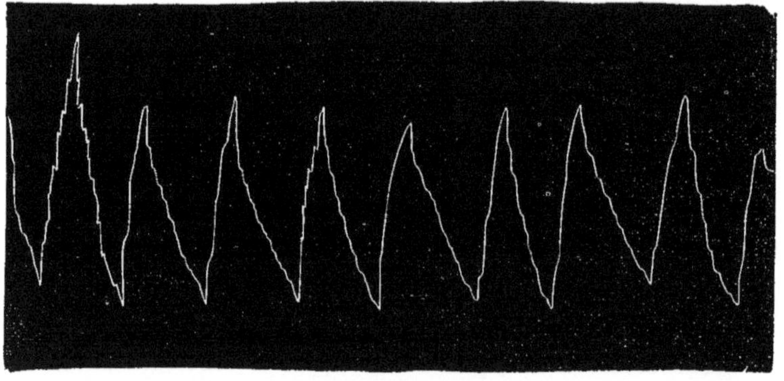

périence, à la première observation, l'ascension et la descente se suivaient immédiatement, sans plateau intermédiaire; l'ascension s'y fait tout d'un trait, la descente aussi presque tout d'un trait, sauf à la fin de l'expiration, où la vitesse semble s'accélérer un peu. Dans le premier tracé graphique pris après l'ingestion comme dans les suivants, du reste, l'inspiration est moins verticale, et possède un crochet. Le premier a un plateau très large suivi d'une des-

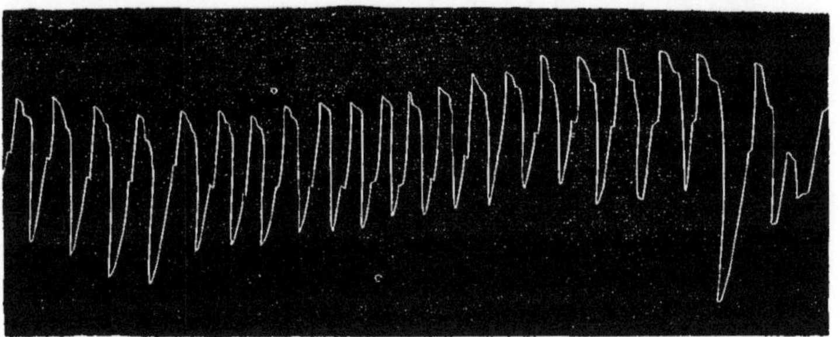

cente verticale; dans les tracés suivants, le plateau
tend à devenir de moins en moins marqué ; au dernier, il n'existe plus du tout, là l'ascension est presque verticale avec un crochet, l'expiration est d'abord
un peu lente, puis finit brusquement.

Dans la seconde observation, le tracé pneumogra-
phique a encore subi par l'alcool des modifications
considérables. Avant l'ingestion, le tracé est à peu
près normal : inspiration assez rapide, terminée par
un plateau, suivie d'une expiration marquée par une
ligne d'abord presque verticale, puis descendant lentement très oblique ; après l'ingestion de l'alcool, en
même temps que la respiration devient plus rapide,
la ligne de l'inspiration et de l'expiration fait avec la
normale un même angle, et le plateau disparaît ; il
reparaît quand la respiration se ralentit. En même
temps, dans les deux observations, on peut remarquer, avec l'accélération, une diminution dans l'amplitude du tracé respiratoire. Le type est changé, le

plus souvent à caractère spasmodique, la respiration est surtout abdominale.

Des expériences que nous avons faites sur les grenouilles ont été fort loin de donner les mêmes résultats. Ici nous avons obtenu constamment, comme Verstraeten l'avait déjà constaté une fois (1), une diminution même rapide dans le nombre des respirations.

Grenouille rousse. Respiration, 94. Injection sous-cutanée de 0,25 d'alcool dilué dans partie égale d'eau. Quelques mouvements spasmodiques. Après 13 minutes, 80 respirations. — Après 20 minutes, 76 respirations. — Après 26 minutes, 80 respirations. — Nouvelle injection de 0,25 d'alcool. 5 minutes après cette nouvelle injection, 60 respirations. — Après 10 minutes, 50 respirations. — Après 30 minutes, nouvelle injection de 0,25 d'alcool.—Après 5 minutes, 44 respirations. Nous voyons ainsi la respiration tombée de 94 à 44.

Grenouille rousse n'ayant encore eu aucun accident expérimental. Injection de deux gouttes d'un mélange de un demi-alcool pour un demi-eau. Avant l'injection sous-cutanée, 120 respirations par minute. Après 12 minutes, elle est tombée à 64 ; après 25 minutes, à 58. Après 40 minutes, malgré une nouvelle injection de deux gouttes de mélange, la respiration remonte un peu à 74. Malgré tout, on con-

____

(1) Comptes-rendus de l'Académie, 1875.

state un abaissement considérable dans le nombre des respirations.

Chez une autre grenouille encore, après l'injection sous-cutanée de trois gouttes d'alcool, la respiration tombe, en 17 minutes, de 104 à 54.

En même temps, chez tous ces animaux, il fut facile d'observer que le rhythme respiratoire avait changé, que la respiration étsit très irrégulière, et l'amplitude beaucoup amoindrie, seul point de ressemblance qu'elle eût gardé avec la respiration observée chez les chiens, qui au contraire est, comme on l'a vu, considérablement accélérée, tout en conservant sa régularité.

L'étude de l'action sur la circulation n'a pas donné de résultats beaucoup plus précis que celle de la respiration. On est loin de trouver des opinions identiques dans tous les travaux de ceux qui se sont occupés de cette question. Y a-t-il ralentissement, y a-t-il accélération du cœur? Les deux opinions ont été émises. Pour notre part, à forte dose, nous avons obtenu une accélération notable. Un chien à l'état normal avait 22 respirations par minute et 8 pulsations pour une respiration, soit 176 pulsations. Après avoir pris 50 grammes d'alcool, et après 45 minutes, il eut 7 pulsations par respiration ; mais, comme le pneumographe a marqué en même temps 36 respirations, cela fait 252 pulsations par minute, l'accélération a été notable. Quant aux faibles doses administrées chez l'homme, les résultats ne peuvent donner une conclusion raisonnable : le pouls a toujours oscillé, après l'ingestion, autour du chiffre noté avant l'ingestion, tantôt au-dessus, tantôt au-dessous, sans qu'il soit possible de comprendre la raison de ces différences légères. Une grenouille a donné une accélération. Avant l'expérience, le cœur était à 47. Après l'injection de 2 gouttes d'alcool, il monta à 58 au bout de 12 minutes ; descendit à 54 après 14 minutes, à 50 après 17 minutes, à 46 après 23 minutes. Une nouvelle injection de 2 gouttes fit remonter le cœur à 50, qui, 10 minutes après, était redescendu à 48. Une autre expérience a donné un résultat analogue, quoique beaucoup moins marqué. MM. Stacchini et Bochefontaine, étudiant l'antagonisme de l'alcool et de la strychnine, ont alcoolisé un chien et constaté d'abord un ralentissement, puis une accélération du pouls ; ils ont noté en même temps une augmentation de pression assez considérable, de 137 à 150. Kovalesky a montré que, si la respiration devient courte, la pression artérielle monte ; peut-être en est-ce là une raison.

ACTION DE L'ALCOOL SUR LE SYSTÈME NERVEUX

L'action de l'alcool sur le système nerveux est une de celles qui s'imposent avec le plus de force aux yeux de l'observateur. Les phénomènes si connus de l'ivresse sont la meilleure preuve de l'action considérable que cette substance exerce sur les organes centraux, destinés à commander à la motilité et à présider aux actes psychiques, ainsi que sur la partie de ces centres d'où émanent les actes réflexes. Les premiers effets indiquent l'action exercée sur le cerveau ; celle-là est irréfutable, par ce qu'on sait des manifestations de l'ivresse ; elle l'est encore par le résultat des recherches expérimentales et pathologiques qui ont démontré, dans la substance cérébrale elle-même, la présence d'une quantité considérable d'alcool dans les circonstances que nous avons déjà notées. Une telle constatation suffit à renverser l'interprétation des Orfila, Brodie, Marcet, qui avancent que l'alcool dans l'estomac excite les terminaisons nerveuses des pneumogastriques, et qu'il n'y a, dès lors qu'une action réflexe sur les centres nerveux.

Mais avant de chercher leur interprétation, réunissons d'abord brièvement les principaux effets de l'alcool. Une dose très modérée ne donne lieu à aucun phénomène ; mais une dose plus forte amène l'ivresse ; les différents départements du système nerveux sont atteints : La motilité, la sensibilité, l'idéation sont troublées ; l'idéation d'abord, la sensibilité et la motilité ; plus tard les idées surexcitées, deviennent bientôt confuses ; les mouvements, désordonnés, violents, puis difficiles. Dans la période de coma qui succède à l'excitation, on observe une anesthésie assez complète pour qu'elle ait pu être utilisée dans les opérations chirurgicales, alors que la chirurgie n'avait pas à sa disposition des anesthésiques puissants et d'un

maniement plus facile. Les membres refusent leur
service, les mouvements ainsi que les facultés intel-
lectuelles sont abolis. Les animaux ivres-morts, aussi
bien l'homme que les mammifères supérieurs qui
servent d'ordinaire dans les expériences de physiologie, sont alors dans ce même état des apoplectiques
si bien caractérisé par ces mots : Mortui vivunt. En
même temps on constate que les réflexes ont subi
une atteinte plus ou moins complète.

L'alcool, étant une substance anesthésique, agit sur
le cerveau. Transporté par le sang, il pénètre jusqu'aux éléments anatomiques qu'il doit modifier.
Cl. Bernard a institué des expériences fort ingénieu-
ses pour démontrer la nécessité de la présence de la
substance anesthésique dans le cerveau, afin que les
effets se présentent. Ce transport doit avoir lieu par le
sang. Il plonge dans une cuvette pleine d'eau chloroformée le train de derrière d'une grenouille ; la cuvette est recouverte d'une feuille de caoutchouc qui
présente un orifice assez petit pour laisser passer le
corps de la grenouille mais en la serrant, de sorte
qu'il ne puisse s'échapper de vapeurs chloroformi-
ques. La peau de la grenouille absorbe le chloroforme,
il y a une action, la grenouille est anesthésiée. Maintenant, l'expérience étant disposée de la même façon,
on lie le corps de la grenouille à la partie moyenne,
de manière à enserrer l'aorte dans la ligature, ainsi
que tous les vaisseaux qui pourraient servir de communication au sang entre les centres nerveux, la par-

tie antérieure du corps et la partie postérieure im-
mergée dans la substance anesthésiques, tout en
respectant dans la ligature les nerfs lombaires. De
cette façon l'anesthésie ne se produira pas ; aussi
longtemps qu'on fasse durer l'expérience, le sang
chargé de la substance anesthésique ne peut pénétrer
aux centres nerveux, partant, point d'action. Ces
deux expériences prouvent en même temps que l'influence anesthésique ne peut remonter le long des
nerfs sensitifs et qu'elle doit atteindre leurs.centres

L'anesthésie se produit sur la moelle épinière de
même que sur le cerveau. En effet Cl. Bernard a coupé
sur une grenouille la moelle épinière un peu au-dessus de la région moyenne, tout en laissant la circulation intacte. La partie inférieure de la moelle étant
séparée du cerveau, on sait que les réflexes seront
conservés et même augmentés dans les membres
postérieurs dont l'innervation dépend du segment
séparé. Or, si on plonge dans la substance anesthésique la partie antérieure du corps de l'animal, cette
substance absorbée, transportée par la circulation au
segment inférieur de la moelle, l'influence, et on observe une anesthésie des pattes postérieures, les réflexes sont abolis ; si, prenant une autre grenouille
préparée de la même façon, on lie son aorte au-dessus de la section de la moelle pour interrompre la
communication circulaire entre la partie antérieure
et postérieure du corps, quelque soit le séjour dans
l'eau chloroformée, ces réflexes de la partie posté-

rieure du corps seront toujours conservés, parce que
le sang porteur de la substance anesthésique ne pé-
nètrera pas jusqu'au segment postérieur de la moelle;
dès lors il ne sera pas influencé, il n'y aura pas anesthésie.

Perrin, Ludger Lallemand et Duroy ont voulu
démontrer l'action de l'alcool sur la moelle épinière.
Ils introduisirent dans l'estomac d'un chien 100 gr.
d'alcool, à 21°. L'animal ivre, l'arc postérieur des ver-
tèbres fut enlevé et la moelle mise à nu. Si alors on
pique les faisceaux antérieurs et postérieurs de la
moelle, si au moyen d'une pince on tiraille les racines
antérieures et postérieures des nerfs rachidiens, on
ne provoque aucune secousse, aucun signe de sensibilité. Ainsi l'alcool abolit complètement, comme l'é-
ther et le chloroforme, la sensibilité et la motricité de
la moelle épinière. A mesure que l'action de l'alcool
disparaît, on voit renaître ces deux fonctions détrui-
tes (1).

Nous avons fait nous-même quelques expériences
tendant à établir l'action de l'alcool sur la moelle.
Sur une grenouille verte, nous avons sectionné la
moelle au-dessous du bulbe. Dès lors les réflexes du
train postérieur sont surexcités. Un mélange d'alcool
et d'eau à parties égales fut injecté dans une patte
(2 divisions d'une seringue de Pravaz). Presque immédiatement les réflexes furent abolis dans la patte

(1) Perrin, etc. Communication à l'Académie.

Dumouly.   3

piquée ; dans l'autre ils continuèrent. Au bout de 10 minutes ils existent encore, mais affaiblis ; l'attouchement de la moelle au niveau de la section amène des mouvements de fuite assez violents. Après 12 minutes les réflexes existent encore, après 18 minutes ils sont très diminués. Attouchement de la moelle donne un réflexe dans les deux pattes postérieures, moins intense dans la patte piquée. Le réflexe cornéen est aboli. Après 22 minutes on n'a plus d'action sur les membres, même après une violente excitation ; la moelle excitée donne un très léger mouvement des pattes avec tremblement fibrillaire. Après 25 minutes, plus rien, tout réflexe est aboli. L'animal, placé dans l'eau, ne fait aucun mouvement ; placé sur le dos dans l'eau, il y reste.

Une seconde expérience n'est pas moins démonstrative. Grenouille rousse, moelle coupée au-dessous du bulbe. Réflexes très intenses. Injection à la patte postérieure de 6 divisions de la seringue de Pravaz du même mélange que dans l'expérience précédente. Dans la patte injectée, les mouvements sont presque immédiatement et totalement abolis, l'autre patte, elle aussi, n'obéit que très difficilement. Après 3|minutes, les réflexes se présentent très intenses dans la patte postérieure non piquée. Mouvements de fuite désordonnés. Attouchement de la moelle au niveau de la section donne dans la patte intacte des réflexes d'une très grande vivacité. Après 15 minutes, le réflexe cornéen est aboli. Après 18 minutes les réflexes des pattes sont abolis. Après 20 minutes, il faut une excitation très forte pour amener un mouvement. Après 25, plus rien, même à l'excitation de la moelle. Mise dans l'eau, la grenouille n'y fait aucun mouvement, elle reste sur le dos quand on l'y place.

Ces expériences montrent clairement l'action de l'alcool sur la moelle ,car ici c'est à l'alcool seul qu'on peut attribuer cette abolition de la réflectivité.

Flourens, Longet, Cl. Bernard, admettent eux aussi cette action de l'alcool sur la moelle par laquelle la sensibilité et la motilité sont influencées. Seulement, comme les troubles de la première fonction précèdent ceux de la seconde, il faudrait admettre que les faisceaux postérieurs sont influencés, atteints, avant les antérieurs ; ils admettent aussi que la moelle n'est influencée que postérieurement à l'encéphale. Les mêmes auteurs, s'appuyant sur ce fait que les membres postérieurs sont paralysés avant les membres antérieurs, et que les derniers termes de la série des phénomènes consistent dans les paralysies du cœur et de la respiration qui sont sous la dépendance du bulbe, l'action de l'alcool se fait sentir en remontant de la queue de cheval vers la partie supérieure de la moelle et terminant par le bulbe, où l'influence alcoolique se manifeste par les troubles circulatoires et respiratoires qui peuvent conduire jusqu'à la mort, quand ils acquièrent un trop grand degré d'intensité. Mais avant tout cela, il ne faut pas l'oublier, au début il y a une action purement cérébrale, une excitation portant sur le cerveau, et ce n'est qu'ensuite que nous verrons apparaître des effets qui ne peuvent recevoir leur interprétation que par une action médullaire. Nous n'en voulons pour preuve que les phénomènes tout à fait primordiaux du début de l'ivresse. Alors que la sensibilité et la motilité n'ont subi aucune atteinte, les fonctions psychiques sont excitées. Combien y a-t-il d'hommes auxquels une légère quantité d'alcool est utile pour mener à bien un travail qui demande beaucoup d'intelligence. Après un très léger excès, l'homme qui est naturellement parleur parlera avec une loquacité incroyable, les idées se presseront avec tant de rapidité, qu'il aura à peine le temps de les traduire par des mots, les sentiments affectifs sont surexcités, les animaux même semblent traduire dans leur manière d'être leur excitation cérébrale. Longtemps avant de tituber, on voit l'animal gai naturellement sauter joyeusement, aller, venir, pousser des cris qui ne ressemblent nullement aux plaintes qu'on entendra peut-être plus tard.

Les idées relatives à l'action de l'alcool sur la moelle n'ont pas été universellement admises. Joffroy rapporte une expérience dont il tire des conclusions peu favorables aux précédentes. La partie postérieure de la moelle d'un chien fut découverte et il fut passé au-dessus du renflement lombaire une forte ligature, naturellement les réflexes des membres postérieurs furent conservés. Alors on injecta dans les veines crurales un mélange de 70 gr. d'alcool et de 300 gr. d'eau. Après l'injection de 100 gr., le chien ivre tomba dans un sommeil profond, la sensibilité réflexe était entièrement conservée; à 300 grammes, elle n'était qu'émoussée, à 400, abolie. Joffroy en conclut que « d'aprèsla persistance des mouvements réflexes dans les membres postérieurs, alors qu'il y a le sommeil de l'ivresse, leur disparition tardive et simultanée dans les membres antérieurs et postérieurs, on est porté à penser que c'est principalement par une action sur l'encéphale que l'alcool produit les troubles de la motilité et de la sensibilité » ; l'action sur la moelle ne se produirait qu'à doses énormes et toxiques. Cette expérience, contradictoire à celle de Perrin et aux nôtres, à sur elles l'avantage de simplifier, ce qui serait énorme, si le simple était dè règle en physiologie; puisque l'action seule sur l'encéphale avec ses centres moteurs et sensitifs suffit à expliquer tous les effets observés, pourquoi compliquer et aller chercher des causes en d'autres endroits? Si maintenant l'expérimentation vient corroborer ce qui ne peut être d'abord qu'une vue de l'esprit, la conviction doit être enlevée, et la nôtre le sera, si l'expérience ne laisse aucune desideratum, et si elle ne bat en brèche aucun fait qu'on puisse regarder comme prouvé. Il faudrait savoir si cette ligature de la moelle n'a pas entravé la circulation de la partie de la moelle postérieure à la ligature. Or, comme le prouve Cl. Bernard, sans circulation dans un centre nerveux, pas d'effet toxique possible. Ensuite, si la moelle n'est pas influencée, qu'allons-nous devenir avec la théorie des vaso-moteurs qui prennent leurs racines dans la moelle, et qui eux sont influencés ; serons-nous alors obligés d'avoir recours aux ganglions sympathiques ? Volontiers, s'il y avait une démonstration, or cette démonstration fait défaut. Cette action a été entrevue par Fourier dans un travail dont nous aurons peut-être occasion de parler au chapitre de la Thérapeutique. Alors seulement il serait possible de déposséder la moelle de sa susceptibilité vis-à-vis de l'alcool et de rapporter tous les phénomènes au cerveau seul. Ici encore il faudrait une démonstration sans laquelle il paraît impossible de ne pas accorder un rôle à la moelle, qui a pour elle des constatations directes et l'explication facile de faits nombreux par une paralysie de sa substance ; or cette démonstration manque comme pour les centres ganglionnaires, par conséquent ces explications ne sont que des hypothèses.

Reste à déterminer comment, par quel mode, l'alcool agit sur le système nerveux. Cl. Bernard a fait remarquer qu'après l'absorption des substances anesthésiques et en particulier de l'alcool, qui leur est par tant de points assimiliable, on observait d'abord une congestion intense du cerveau. Cet organe vient faire hernie par la couronne du trépan, la substance cérébrale est rosée, tous signes d'un afflux sanguin considérable. Cl. Bernard semble mettre ces effets sur le compte de l'anesthésique, mais ne serait-il

pas plus rationnel de ne voir là rien que l'effet de
l'excitation dans laquelle se trouve l'animal, des
mouvements désordonnés auxquels ils se livre. Il est
un fait bien connu aujourd'hui des physiologistes et
qui est dû aux travaux de M. Bochefontaine, que cette
couleur rosée du cerveau, que sa hernie par la couronne du trépan, sont dus à une augmentation de
pression dans les artères du cerveau. Cette augmentation se produit dans ses cas où les anesthésiques
n'ont rien à voir. Le plus simple effort musculaire
suffit à faire varier cette pression dans la circulation
cérébrale ; M. Bochefontaine l'a constaté chez des
chiens qui n'avaient subi aucun accident expérimental avant la trépanation, l'effet observé provenant
seul des efforts de l'animal ; aussi n'y aura-t-il donc
pas lieu de s'étonner si nous le retrouvons chez un
animal qui, à la période d'excitation de l'ivresse, se
livre à des mouvements désordonnés nécessitant un
effort considérable. Ces efforts expliquent tout, et il
n'y a pas lieu de voir une action spéciale sur la circulation cérébrale. Au fait, quand le coma se présente, et qu'en conséquence l'animal ne fait plus
aucun effort, la matière cérébrale s'affaisse, Cl. Bernard le note de la façon la plus explicite, elle ne fait
plus hernie, à la couleur rosée succède une couleur
grisâtre, tous signes d'anémie.

Y a-t-il plus que cette action purement circulatoire ? Suivant Cl. Bernard, les anguillules, qui
plongées dans l'eau chloroformée sont anesthésiées,

deviennent plus opaques, comme de la substance coagulée ; dès que l'anesthésie disparaît, elles reviennent à leur apparence normale. Sous la même influence, les fibres musculaires présentent le même phénomène. Il y a probablement coagulation temporaire du protoplasma: Il doit en être de même pour l'alcool, vu son degré de parenté avec les anesthésiques. Probablement sous son influence il y a une coagulation temporaire de la substance nerveuse, coagulation qui se produit sans désorganisation, de sorte qu'elle reste apte à recouvrer sa constitution normale. Il serait peut-être quelque peu téméraire de rapporter les effets produits à cette modification légère de la substance nerveuse, là où l'on voudrait voir une action générale, il faut songer avant tout que l'action peut être purement locale ; c'est une chose à laquelle on doit toujours songer, quand il n'y a pas de démonstration irréfutable. C'est pour n'y avoir pas pensé qu'on a vu de graves thérapeutistes faire des erreurs considérables, qu'on a vu, par exemple, le ferrocyanure de potassium, considéré comme un poison musculaire : placé sur un muscle on observait qu'il le paralysait, de là conclusion qu'il jouait le rôle de poison musculaire, mais qu'on n'aurait certainement pas tirée si on avait électrisé les muscles d'une autre partie du corps qui répondent à l'excitation. On avait pris pour une action générale une action purement locale. Dans l'état actuel il n'est guère permis de chercher ailleurs que dans

une action catalytique, une simple action de contact
les modifications que produit l'alcool sur le système
nerveux.

ACTION SUR LA TEMPÉRATURE.

A n'écouter que la sensation subjective qui succède à l'ingestion d'une certaine quantité d'alcool,
on est bien loin de se rendre compte de la véritable
action physiologique. C'est un axiome vulgaire tiré
de la sensation intime que perçoit chacun de nous
quand il introduit le liquide dans la cavité. stomacale, que l'alcool réchauffe. On serait encore plus
porté à le croire quand on considère les habitudes
climatériques. On sait en effet que l'ivrognerie est
un vice plus répandu dans les pays froids et humides que dans les pays chauds, il y a peut-être là une
raison physiologique autre que la raison thermique,
raison que l'on doit puiser dans la notion de l'excitation qui succède à l'injection des alcools. Les habitants des pays chauds, moins apathiques, donnant
une faible quantité de travail, n'ont pas besoin des
mêmes excitants physiologiques que l'habitant du
Nord, qui fournit en général une forte quantité de
travail. Au reste les habitants des régions chaudes
pourraient se livrer à la boisson bien plus impuné-
ment que ceux du Nord: les nègres, qui ne dédaignent
pas du tout l'abus des liqueurs fortes, s'enivrent
avec des substances que les gosiers européens ne

sauraient supporter, et auxquels ne sauraient résis-
ter un instant les plus solides buveurs du Nord.
M. le professeur Sée, dans sa clinique de la Charité,
en a donné une raison physiologique. Nous avons
admis jusqu'à un certain point la théorie de l'élimination de Perrin et Duroy. En raison même de la
chaleur de l'air ambiant, l'élimination se fait bien
plus vite dans les pays chauds et par conséquent
l'ivresse y est plus difficile. Qui ne sait d'ailleurs que
pendant l'hiver on voit souvent les phénomènes de
l'ivresse se manifester presque soudain chez des
hommes qui passent brusquement à l'air froid en
sortant d'un lieu chaud où ils ont fait in Baccho
quelques excès malheureux.

Pour en revenir à la sensation thermique qui suit
l'ingestion de l'alcool, elle nous explique pourquoi
on est resté si longtemps dans l'ignorance de sa véritable action physiologique, et, en effet, négligeant
l'interprétation de certains faits qui eussent pu mettre sur la voie, comme par exemple le fait du manque de résistance au froid chez les alcooliques, on
n'a eu quelques notions vraies à ce sujet que le jour
où, le thermomètre en main, il s'est trouvé un expé-
rimentateur pour étudier la question. En face de
Liebig, qui d'après sa théorie même admettait forcé-
ment une élévation de température, en raison des
décompositions chimiques longues et complexes qui
se succédaient dans l'organisme, s'élevèrent deux
expérimentateurs, Dumeril et Demarquay, qui de-

vaient bientôt s'adjoindre Lecointe comme collabo-
rateur. Dans une longue étude faite en 1841 sur une
longue série de médicaments et entre autres sur l'alcool ils découvrirent que cette dernière substance, prise
en grande quantité, produisait invariablement un
abaissement très notable de la température. Ce résultat physiologique si étonnant par le désaccord
même qu'il présentait avec ce que chacun croyait,
ne fut pas contrôlé jusqu'au jour où la thérapeutique
s'en empara ; mais alors les expériences se succè-
dent le plus souvent d'accord avec les résultats de
Duméril et de Demarquay, quelquefois pourtant
contradictoires. Perrin, Ludger Lallemand et Duroy,
dans l'ouvrage si remarquable qu'ils firent paraître
en 1860, notèrent des abaissements de plusieurs degrés chez les chiens en expérience ; un peu plus
tard, quoique vers la même époque, l'Anglais Smith,
qui fit (in the Lancet) une série de remarquables arti-
cles sur l'alcool, qu'il considère successivement au
point de vue thérapeutique et physiologique, mit sa
famille, nombreuse, paraît-il, en expérience, et toujours il constata une réfrigération. A partir de cette
époque, on voit quelques travaux sur l'alcool qui
constatent cette action, et apportent eux-mêmes un
contingent de faits à ceux déjà connus ; mais il en
est aussi qui refusent cette action à l'alcool. Parker,
Wollowiecz, n'ont jamais trouvé que des élévations
de température après l'ingestion de l'alcool ; la température prise dans le rectum leur a donné le même

résultat que dans l'aisselle. Parmi les adversaires de la réfrigération, nous trouvons encore Peter dans ses leçons cliniques, Obernier, qui, en 1869, conclut que l'alcool n'abaisse la température normale que s'il est pris à dose toxique. A ces noms devraient encore se joindre ceux de Sidney Ringer, de Walter Richard.

Parmi les partisans de la réfrigération, nous pourrions, avec Duméril, Demarquay, Perrin, citer Richardson, Kemnerich, Binz, Mainzer, Marvaud, Godfrin, Cuny Bouvier, Magnan et peut-être encore quelques noms, si nous n'avions hâte d'arriver au magnifique travail d'Audigé et Dujardin Beaumetz, si riche en féconds résultats, qui restera comme le monument de l'histoire des modifications de la température par les différents alcools de la série et notamment de l'alcool ordinaire ou éthylique. Ces derniers, comme presque tous leurs devanciers, ont uniquement opéré sur de fortes doses. Allant plus plus loin qu'eux, et envisageant la question à un nouveau point de vue, ils ont cherché à déterminer la dose toxique des différents alcools de la série. Ils se sont livrés à ce sujet à une longue suite d'expériences tant par injection sous-cutanée que par ingestion stomacale. La limite toxique a été fixée à 7 gr. 75 par kilogramme de l'animal pour l'alcool ordinaire. Ils ont observé les faits suivants : de 1 gr. 50 à 3 grammes par kilogramme de l'animal, il n'y a eu qu'une ivresse passagère, l'abaissement de température a été d'environ 5 dixièmes. Jusqu'à 6 grammes, il y a eu des accidents graves, mais non suivis de mort, abaissement de température de 3 degrés. En injectant 6 grammes dissous dans l'eau et la glycérine, la mort est arrivée après 48 heures. Avant l'expérience, la température était de 38,9, après 9 heures elle est de 34,1. Le lendemain soir, la temp é-rature remonte à la hauteur normale ; la nuit, mort. Il résulte de cette expérience que 6 grammes d'alcool dilué sont plus toxiques que la même quantité non diluée. 6 gr. 35 par kilogramme chez un chien jeune, dans de la glycérine pure, amènent un abaissement de 37,9 à 26, cet abaissement considérable est attribué à la glycérine ; si l'alcool est dilué dans l'eau pure à la dose de 25 grammes pour 20 grammes d'alcool, les résultats sont un peu différents. Ainssi 6 gr. 16 par kilogramme, chez un chien vigoureux ayant température rectale 38,5, donnent après 9 heures 33,2 ; après 11 heures, 33,5, après 24 heures 37,4, mort. Lorsque la dose d'alcool étendue d'eau injectée dans le tissu cellulaire dépasse 7 grammes jusqu'à 7,50 par kilogramme de l'animal, il y a des abaissements de 3, 4, 5 degrés et même plus, le retour momentané à la vie n'est pas aussi net qu'avec les doses moindres, la mort du reste est toujours arrivée dans un espace de temps variable de 36 à 48, à 72 heures, suivant les sujets. Au-dessus de 7,50 à 7,60 la mort est plus rapide, l'abaissement de tempérturet considérable de 39,1 à 27,8 ; dans

un cas le thermomètre descendit à 23 puis à 19,8, en
19 heures. Nous rapportons quelques résultats de
réfrigérations obtenus par les auteurs que nous avons
nommés :

7 gr. 80 abaissem. de 36,3 à 23,9 en 24 heures.
7   83   —   38,9   25,9   26   —
7   84   —   39,3   24,4   15   —
7   95   —   38,6   25,8   24   —
8   —   38,7   26,5   10   —
10   —   38,5   22,3   18   —

Avec 8 gr. 50 la mort arriva en 16 heures et il eut
une réfrigération colossale de 18°. Avec la dose considérable de 14 gr. 24 par kil., la mort arrive en deux ou
trois heures, il n'y eut pas de réfrigération; la température oscilla autour de la normale, ce qui est dû aux con-
vulsions affreuses qui agitent l'animal. Quand l'alcool fut ingéré par la voie stomacale la réfrigération
a été tout aussi intense, peut-être plus rapide ce qui
s'expliquerait par une absorption plus complète.
Dans tous les cas après la réfrigération intense, ils
ont observé que la température se relevait et qu'elle
dépassait même la normale quand la dose est d'environ 6 grammes par kilog. A 7 ou 8 grs. la refrigé-
ration est beaucoup plus marquée et le thermomètre
ne remonte pas quand la température ambiante est
froide, le refroidissement est beaucoup plus rapide.
Nous voyons ici présentée une longue suite d'expériences, toutes conduites avec le plus grand soin et la plus
sévère exactitude ; tous les faits sont concordants, les
résultats nets, précis, les conclusions ne sauraient

en aucun point être contestées, la question doit désormais être regardée comme jugée.

L'influence des petites doses a été beaucoup moins étudiée ; à ce sujet, peu d'expériences ont été faites. On trouve par ci par là quelques appréciations, l'affirmation fort sèche d'un fait, qu'elles abaissent faiblement la température, ou même qu'elles sont sans action ; mais rarement nous trouvons la relation d'une expérience, bien rarement un chiffre qui fixe nettement les idées. C'est sur cette partie de la question que nous nous sommes proposé d'expérimenter ce qu'il nous a été donné de faire, grâce aux éminents conseils du docteur Bochefontaine, à la haute bienveillance de M. le professeur Sée, sous l'intelligente direction de ces savants maîtres. Nos expériences *in animale* ont été faites au laboratoire de l'Hôtel-Dieu, et celles *in homine*, absolument innocentes du reste, sur des chroniques apyrétiques des salles du service.

Nous nous sommes servi constamment d'alcool dont le degré avait été rigoureusement déterminé à 86°, les pesées ont toujours été effectuées avec exactitude. Les températures ont toujours été prises rectales, ce point est important pour avoir des mesures exactes, car des variations qui seraient insensibles dans l'aisselle, sont au contraire manifestes dans le rectum qui donne comme on sait la température centrale. Le thermomètre a toujours resté au moins 8 minutes. Ce procédé présente quelques difficultés d'exécution, les sujets en expérience ne s'y soumettent pas volontiers, mais ce n'est là qu'un détail dont on vient à bout avec de la fermeté et de la patience. Nous eussions été bien heureux si dans le cours de nos études à l'hôpital nous n'avions rencontré d'autre difficulté que celle-là, bien légère du reste ; le mauvais vouloir est un obstacle autrement sérieux.

Les expériences ont porté sur les hommes atteints de maladies chroniques, apyrétiques, comme le montre leurs températures. L'un était paralytique, général, affaissé dans son lit qu'il ne quittait jamais vu que ses jambes ne pouvaient le soutenir, vivant d'une vie en quelque sorte uniquement végétative. Il réagissait assez bien sous l'influence des causes modificatrices et il ne venait pas se joindre d'autres termes à l'expérience, il n'y avait rien à craindre du côté de l'activité des mouvements, ni même de l'activité cérébrale. Il ressort de quelques observations que les antécédents étaient alcooliques. — Le second était un emphysémateux à peau pâle, sèche ayant en général une température plus basse; rien autre de particulier.

Nous donnons ici la relation de ces expériences, qui ont débuté par la recherche de l'effet produit par 20 grammes.

N° d'ordre	DOSE.		Température avant l'ingestion.	Pouls avant l'ingestion.	Temps écoulé entre l'ingestion et l'observation.		Température après l'ingestion.	Pouls après l'ingestion.
1	Matin.	20 gr.	37,8	72	30	min.	37,7	76
2	Matin.	20 »	37,7	68	30	»	37,4	72
3	Soir.	20 »	37,6	62	30	»	37,5	66
4	Soir.	20 »	37,8	74	30	»	37,6	70
5	Soir.	20 »	38,5	76	30	»	38,3	80
6	Matin.	20 »	37,8	70	30	»	37,6	66
7	Matin.	20 »	37,9	70	30	»	37,8	76
8	Matin.	20 »	37,7	60	20	»	37,4	66
					30	»	37,5	66
9	Soir.	20 »	37,4	66	30	»	37,4	66
10	Soir.	20 »	38,2	74	30	»	38	72
11	Soir.	20 »	37,6	80	30	»	37,4	78
12	Matin.	20 »	37,6	62	30	»	37,2	66
13	Matin.	20 »	37,8	72	30	»	37,8	79
14	Matin.	20 »	37,6	64	30	»	37,5	66
15	Soir.	20 »	37,8	80	30	»	37,6	80
15	Soir.	20 »	37,7	64	30	»	37,4	62
17	Soir.	20 »	37,8	78	30	»	37,6	86
18	Matin.	20 »	37,9	70	40	»	37,8	68
19	Matin.	20 »	37,5	70	40	»	37,5	66
20	Matin.	20 »	37,8	62	40	»	37,6	64
21	Soir.	20 »	37,7	62	40	»	37,5	64
22	Matin	20 »	37,8	62	45	»	37,6	66
23	Matin.	20 »	37,8	76	45	»	37,6	68
24	Matin.	20 »	38	74	45	»	37,8	76
					65	»	37,8	76
					120	»	37,8	84
25	Matin.	20 »	37,8	64	45	»	37,5	64
					120	»	37,4	72
26	Matin.	20 »	38	74	120	»	37,7	78
27	Matin.	20 »	37,8	82	60	»	37,6	76
					120	»	37,7	80
28	Matin.	20 »	37,7	68	60	»	37,3	72
					120	»	27,5	62
29	Matin.	20 »	37,6	65	60	»	37,6	76
					120	»	37,5	72

Dumouly.

DOSE.		Température avant l'ingestion.	Pouls avant l'ingestion.	Temps écoulé entre l'ingestion et l'observation.		Température après l'ingestion.	Pouls avant l'ingestion.
30	Matin. 20 »	37,8	78	60	»	37,8	76
				120	»	37,8	70
31	Matin. 15 »	37,4	64	40	»	37,3	72
				60	»	37,4	72
32	Soir. 15 »	37,3	80	45	»	37,4	76
33	Matin. 13 »	37,4 1/2		30	»	37,4	
34	Matin. 12 »	37,8	82	30	»	37,8	76
				120	»	37,8	78
35	Matin. 12 »	37,8	72	30	»	37,8	72
36	Matin. 12 »	37,8	70	30	»	37,8	70
37	Soir. 12 »	37,6	66	40	»	37,6	46
38	Matin. 10 »	37,7	70	50	»	37,8	70
39	Matin. 10 »	37,4	74	50	»	37,6	70
40	Matin. 10 »	37,3	80	45	»	37,4	76
41	Matin. 8 »	37,2	72	30	»	37,4	62
				90	»	37,2	70
42	Matin. 8 »	37,6	66	30	»	37,8	66
				90	»	27,6	76
43	Matin. 8 »	37,6	72	30	»	37,6	80
4	Soir. 7 »	37,8	82	30	»	38	72
				90	»	37,8	84
45	Matin. 7 »	37,8 1/2	80	45	»	37,9 1/2	75
46	Matin. 6 »	37,7	76	45	»	37,7	76
47	Matin. 6 »	37,6	87	35	»	37,6	87

Nous avons encore donné de très petites doses
à un homme qui venait d'avoir une fièvre typhoïde
traitée du reste pendant tout son cours par la médication alcoolique.

48	Matin. 7 »	37,1	54	30	»	37,2	52
49	Matin. 7 »	37,3	60	30	»	37,5	56
50	Matin. 6 »	37,2	60	30	»	37,2	60
51	Matin. 10 »	37,9	72	60	»	38	72
52	Matin. 15 »	37,6	66	45	»	37,2	60

On trouve ici les expériences jetées un peu pêle-
mêle, nous les présentons à la suite, telles qu'elles
ont été faite, nous n'en avons omis aucune, quoique
les résultats fussent nuls, comme celles des n° 9,19,
sauf celles dans lesquelles s'étaient glissées quelques
erreurs et dont la parfaite vérité n'aurait pu être
garantie.

L'examen de ces résultats nous permet de tirer
quelques conclusions. L'abaissement de température
ne demande point, pour se faire, de fortes doses,
puisque 13 grammes suffisent à l'amener. Les expériences sur 20 gr. ont été fréquemment répétées afin
de mettre le fait de la réfrigération hors de doute
et de pouvoir répondre aux physiologistes qui pré-
tendent que la réfrigération n'est jamais que le fait
d'une intoxication ; or 20 gr. d'alcool répondent à
peine à la quantité contenue dans le carafon clas-
sique et peut-on franchement appeler toxique une
quantité si minime. Elles ont servi en même temps
à contredire les assertions de Cuny Bouvier qui admet
la réfrigération avec les petites doses, mais à condition
que le sujet soit à jeun. Le matin, les expériences
étaient bien faites le plus souvent sur le sujet à jeun,
mais le soir ils avaient toujours mangé avant ou
dans l'intervalle, et cependant les résultats sont bien
les mêmes ; le soir et le matin, toujours des réfrigérations peu intenses, se chiffrant par quelques
dixièmes à peine, mais constantes. Cette réfrigération est manifeste quoique de moins en moins

intense jusqu'à la dose de 13 grammes. A 10 grammes et au dessous l'effet observé à été inverse, nous avons noté des élévations de température. Daub de Bonn (1) avait déjà vu en 1873 une augmentation de 0,1 à 0,3, dans l'aisselle, une demi-heure à une heure et demie après l'ingestion de deux cuillerées de cognac ; mais dans le rectum il il n'a rien trouvé, si ce n'est un abaissement de température, jamais il n'a vu son élévation chez les apyrétiques.

Plus heureux que Daub nous l'avons notée chez les apyrétiques et dans le rectum avec une dose variant de 10 à 6 grammes, limite à laquelle on n'observe plus rien. L'effet étant si opposé entre les doses quelque peu considérables et celles très faibles, en pouvait penser qu'il y avait un certain point l'effet serait nul, où il n'y aurait ni élévation ni abaissement ; et en effet, ce résultat nul, nous l'avons rencontré avec 12 grammes d'alcool ; l'expérience a été répétée quatre fois, et chaque fois le résultat a été le même.

Cherchant à obtenir ainsi cette élévation de température par les petites doses chez le chien, nous n'avons pas été aussi heureux, quelque bas que nous ayons poussé les doses jusqu'à la limite où on doit être sûr qu'elle a pénétré dans l'estomac ; nous avons eu des abaissements. — Nous rappor-

(1) Daub, Centralblatt, 1873, n° 30.

tons du reste quelques expériences faites sur les chiens.

Chien, 15 kil. 5 gr. d'alcool injectés par une sonde œsophagienne. Avant l'expérience il a 40, 2. Il se donne beaucoup de mouvement, après 20 minutes, il a l'air très fatigué, t. 40. Après 45 minutes 39,8. Après 1 heure 1[2, 39 7. La température remonte après avoir subi un abaissement de 0,4.

Chien 15 kil., T. 40,4. Cette haute température ainsi que celle de la veille (température élevée même pour un chien) s'explique par la présence d'un abcès à la cuisse gauche survenu à la suite d'un injection de 0, 50 d'alcool sous la peau, expérience dont le résultat fut complètement nul. Il avale par la sonde œsophagienne 4 gr. alcool avec beaucoup d'eau. Après 16 minutes, 40,4, très agité. Après 30 minutes 40,3. Après une heure 40,1. Après deux heures, la température remonte à 40, 3.

Chien 12 kil., alcool 2 gr. 50 délayé dans égale partie d'eau T. 39,7. Ingestion de l'alcool par sonde œsophagienne. Après 20 minutes 39,3. Après une heure 39. Pas la moindre agitation. Il faut ajouter que le chien est tout mouillé ayant été trempé dans l'eau le matin, ce qui peut être une cause de refroidissement.

Chien levrier. 13 kil. Alcool 2 gr. délayé dans son poids d'eau, pris par sonde œsophagienne. Avant l'expérience T. 39,4. Après 20 minutes 39,3. Après une heure 39,3. Donc cette dose fort minime peut donner encore un abaissement.

Chien 12 kil. Alcool 1 gr. dans 4 gr. d'eau, par sonde œsophagienne T. avant l'expérience 39,5. Après 35 minutes 39,4. Après une heure 39,4. Ainsi 1 gr. nous donne encore un abaissement très faible sans doute, mais appréciable.

Nous n'avons pas poussé les doses plus bas, car alors il faudrait trop diluer, il y aurait à peine de quoi mouiller les parois de la sonde, et rien ou une dose non appréciable pénétrerait dans l'estomac.

Ces résultats connus, maintenant se dresse devant nous la question des raisons physiologiques qui président à cet abaissement de température, question effrayante entre toutes, bien propre à faire reculer les plus vaillants quand on songe aux affreuses difficultés dont elle est hérissée. Au milieu des innombrables théories qui pourraient être proposées, des contradictions qui se présentent de chaque côté, quelle idée adopter ? Nous avouons déjà notre embarras, néanmoins il est de notre devoir d'exposer la question autant pour montrer ses difficultés que pour en chercher une solution.

La théorie qui veut faire jouer à l'alcool un rôle alimentaire ne s'accorde guère avec les abaissements de température, au contraire il l'élève, idée qui était du reste préconisée par Todd ; en effet un aliment et surtout un aliment respiratoire est une source abondante de chaleur pour l'organisme. Les physiologistes qui voient dans l'alcool non un aliment mais un antidéperditeur sont ceux qui trouvent le plus facilement une solution d'accord avec les expériences. On sait en effet que les combustions organiques sont la source de la chaleur animale, dès lors la substance qui diminuera ces combustions entravera, diminuera par le fait même la source de chaleur. Les globules sanguins étant moins propres à obéir à leurs destinées physiologiques normales, ayant l'oxygène destiné à la nutrition rivé entièrement par l'action de l'alcool à leur substance, sans qu'elle puisse l'abandonner aussi facilement qu'à l'ordinaire, donnent une explication claire, facile du refroidissement. Mais cette action n'est pas suffisante, à elle doivent s'en joindre d'autres d'une explication autrement difficile. Le refroidissement n'est pas proportionnel à la diminution de l'acide carbonique formé par l'économie, le reste doit reconnaître d'autres causes parmi lesquelles Arloing fait entrer l'état du réseau capillaire cutané et pulmonaire, la vaporisation de l'alcool dans le poumon (1) etc.

Presque tous les physiologistes s'accordent à voir dans l'action thermique de l'alcool l'intervention du système nerveux. En effet, comme le dit Claude Bernard, il n'y a pas d'organe spécial pour les

(1) Arloing, Des causes des modifications imprimées à la température par les différents anesthésiques.

fonctions calorifiques pas plus que pour les fonc-
tionsde nutritions, tous les tissus produisent de
la chaleur : « La production de la chaleur n'est
pas une fonction spéciale, localisée, c'est une propriété générale, universelle » (Cl. Bernard) (2)
Tous les éléments organiques concourent à la calorification et puisqu'il y a dans les résultats la
régularité la plus compléte, que la chaleur produite dans les différentes parties s'équilibre partout, et qu'elle est à tous instants sensiblement
égale, il faut un régulateur. Ce rôle est dévolu au
système nerveux par l'intermédiaire des nerfs dits
vaso-moteurs auxquels depuis les travaux récents
on fait jouer un rôle immense dans la physiologie
animale. Avec ces nerfs en effet rien de plus simple,
paralysés, il y un afflux de sang dans les petits vaisseaux dont ils innervent les éléments, d'où échauf-
fement ; excités, il y a au contraire anémie de ces
vaisseaux dont les parois se contracte d'où refroidissement. On a admis aussi que ces nerfs obéissent
à un centre d'action dont les impressions retentis-
sent sur tout le système, il suffirait donc que l'alcool
agît sur le centre pour que tous les nerfs vaso-moteurs obéissent à l'impulsion donnée. Revenant un
peu sur le chapitre du système nerveux on peut
se demander où l'alcool doit s'adresser, où le
centre est-il situé ? il serait long d'exposer en détail

(2) Cl. Bernard, Leçons sur la chaleur animale, 1876.

les opinions qui ont été émises à ce sujet, les explications en sont longues, appuyées sur des expériences minutieuses, et dont les interprétations peuvent être quelquefois contestées. Beaucoup de physiologistes surtout en Allemagne admettent que les origines des nerfs vaso-moteurs sont dans le bulbe, et le fait est regardé comme si vrai qu'il sert de base à plusieurs théories. L'argument le plus valable allégué en faveur du centre unique, situé dans la bulbe, est l'abolition des réflexes vaso-moteurs après la section de la moelle au-dessous de son niveau. (1).

Vulpian conclut de ses expériences qu'on n'est pas en droit d'admettre ce centre unique, il va même jusqu'à contester l'abolition des réflexes vaso-moteurs après la section de la moelle. Tcheschichin a constaté que si au lieu de faire la section à la région cervicale, on la fait immédiatement avant la terminaison du bulbe, au niveau de la protubérance annulaire, on a une élévation de température, d'où il conclut que les parties situées en avant de la section jouent le rôle de modérateur de la calorification (2). D'après Brown Séquard, Tcheschichin a fait erreur dans l'interprétation de son expérience ; au lieu de paralyser, comme il l'a pensé, un centre situé dans le cerveau, en coupant la moelle, il n'a fait qu'irriter profondément cet organe. Du reste, l'élévation de la

(1) Gazette médicale, 1874.
(2) Archives de physiologie, 1877.

température signalée par lui, en sectionnant la moelle, ne se présente que très rarement ; on voit plus souvent un abaissement déterminé par syncope (1). Owsjanikow, de Saint-Pétersbourg, localise les centres vaso-moteurs dans un espace bien plus restreint, qu'il limite exactement à deux millimètres au-dessous des tubercules quadrijumeaux, et à 4 ou 5 millimètres au-dessus du calamus scriptorius. Ce centre ne se trouve pas sur la ligne médiane, mais de chaque côté de cette ligne. Il faut ajouter l'idée d'après laquelle le centre vaso-moteur aurait sa localisation parmi les autres centres de la substance corticale du cerveau. D'après Cl. Bernard (2), le système vaso-moteur dépendrait du sympathique, qui a lui-même ses origines dans la moelle épinière. Le nerf de la vie végétative préside aux phénomènes calorifiques dépendant d'une action circulatoire à laquelle se joint une action chimique concomitante. Le sympathique est un appareil frigorifique par l'intermédiaire de la circulation et de la nutrition.

Dans la section du sympathique, on a beau empêcher l'augmentation de la circulation dans l'oreille, il y a tout de même une chaleur plus grande ; cette augmentation n'est donc pas due uniquement à l'afflux d'une grande quantité de sang et à son renouvellement plus facile ; il y a production locale et

(1) Brown-Séquard, Communication à la Société de biologie.
(2) Leçon sur la chaleur animale.

autochtone de calorique. On ne saurait plus expliquer la production locale de calorique par l'exagération seule de la circulation locale. A l'action circulatoire du sympathique il se joint une action
chimique ; vient-on à le couper, les actions chimiques sont bien plus actives. L'excitation du sympathique produit un effet frigorifique, il a alors une
influence comme modérateur des phénomènes de
nutrition, en même temps que modérateur de la
circulation. Quand on galvanise le bout périphérique,
« les éléments contractiles des tissus, en trant en
activité, modifient en sens inverse les contacts mo-
léculaires dans les tissus, abaissent les mutations
chimiques, ainsi que les phénomènes thermiques.
Dans la section du sympathique au cou, les éléments
contractiles des tissus se trouvant relâchés ou paralysés, les mutations élémentaires qui résultent des
réactions chimiques se trouvent accrues, ainsi que
les phénomènes thermiques (1).

Avec cette théorie, l'explication des abaissements
de température se fait d'elle-même. Il y a par l'alcool une excitation directe du sympathique, d'où
contraction des capillaires, diminution des actions
chimiques, en un mot réfrigération. Quant au lieu
même de l'action, on pourrait admettre, avec Vulpian, que les nerfs vaso-moteurs ont, comme les
nerfs moteurs, des centres spéciaux échelonnés sur

(1) Cl. Bernard, loco citato.

le parcours de la longueur de la moelle, et que chaque centre peut agir isolément sur les fibres vaso-motrices auxquelles il donne naissance, ou bien encore que l'action porte sur les ganglions sympathiques.

Mais malheureusement cette théorie aussi simple que séduisante ne s'accorde pas parfaitement avec tous les faits connus, et est-on obligé d'avoir recours pour les expliquer à une paralysie du sympathique, quelque paradoxale que cette paralysie puisse paraître.

Que les vaisseaux capillaires de la périphérie soient dilatés, le sang y affluera en grande quantité, et se trouvera en rapport avec l'air extérieur, dont il ne sera séparé que par une mince couche de tissus ; dès lors, étant à une température de 37° au moins (chiffre normal), il perdra par rayonnement une partie de son calorique. Si on donne à un chien une dose moyenne d'alcool, comme 30 à 40 grammes, on voit la tête, les oreilles notamment, et la partie antérieure du tronc devenir rouges, comme on le voit dans la section ou la paralysie du sympathique cervical. La peau est-elle plus chaude qu'à l'état normal ? Beaucoup l'ont prétendu ; nos propres expériences sont en désaccord, mais cela ne pourrait que gêner un peu l'interprétation sans la détruire. Une chienne de 15 kilos fut mise en expérience. Sa température rectale était de 39,6 ; le thermomètre, appliqué sur la peau de l'aisselle et maintenu par le procédé de Béclard avec une bande de ouate, marquait 39. On lui injecte dans l'estomac 50 grammes d'alcool pur à 90. Au bout de 25 minutes, l'ivresse était manifeste ; la température rectale était 39,2 ; la température de la peau, 38,2. Il y avait donc eu un abaissement et même proportionnellement plus considérable à la périphérie qu'au centre. Après 45 minutes, température rectale, 39 ; peau, 37,9. Malgré cela, la peau était très rouge, le sang y affluait, et trouvant là le siège de son refroidissement, il serait naturel de l'y constater. Le sang refroidi retourne dans les profondeurs de l'organisme à un degré de chaleur inférieur ; comme en même temps il y a une grande accélération de la respiration, le sang se refroidit davantage dans le poumon ; joignez à cela l'action sur le globule sanguin, que l'alcoolisé ne s'use pas, que ses combustions sont modérées, comme nous l'avons déjà admis, et nous aurons une explication suffisante du refroidissement. Quant aux effets thermiques dus à la paralysie des vaso-moteurs, ils ne sauraient entrer en balance avec le refroidissement dû aux causes que nous venons d'énumérer ; au reste, Cl. Bernard lui-même admet une différence entre les nerfs thermiques et les vaso-moteurs : « Quand les actions vaso-motrices sont seules mises en jeu, il peut y avoir une accélération de la circulation capillaire, mais il y a toujours un refroidissement de la température générale de l'organisme. Dans les actions thermiques, au contraire, l'effet vaso-moteur qui survient est consécutif, et il y a toujours augmentation de la température générale de l'organisme (1). » Alors le refroidissement ne reconnaîtrait-il pas pour cause une action vaso-motrice détachée de toute action thermique ?

Nous resterions ainsi longtemps à nous débattre au milieu de ce dédale, discutant sans cesse autour de cette question : Y a-t-il dilatation ou rétrécissement par les vaso-moteurs ? Chacune des deux théories si différentes a des faits à l'appui, et des faits contraires, car la théorie de la dilatation vasculaire et du refroidissement par rayonnement, si simple, si séduisante dans le brillant exposé du professeur Sée (2), et à laquelle nous nous rattachons, quoique s'appuyant sur des faits qui semblent incontestables, n'est pas cependant à l'abri de quelques objections que nous pouvons prévoir et auxquelles il serait possible de répondre. S'il est vrai que la pression sanguine est augmentée, comment peut-il y avoir en même temps dilatation capillaire ? Cette objection peut se résoudre, si l'on songe que le cœur bat avec plus de force. La théorie a pour elle la moins grande résistance au refroidissement des alcoolisés par les temps très froids, la perte par rayonnement étant plus considérable ; mais si l'animal était mis à l'étuve à une température supérieure à celle de l'organisme, y aurait-il aussi refroidissement ? Nous

(1) Cl. Bernard, 14 avril 1877, Gazette médicale.
(2) Sée, Union médicale, 1873, Cliniques de la Charité.

n'avons pu faire d'expérience directe à ce sujet ; mais chez le malade, nous pouvons le dire en effleurant un sujet que nous tâcherons de démontrer plus tard, l'alcool n'abaisse que fort peu les températures. Est-ce dû à la haute température qui entoure les malades, température qui dans le lit est sensiblement égale à celle du corps ?

Pour ceux qui tiennent absolument à la théorie de l'excitation des sympathiques et à la constriction capillaire, on peut rapporter l'opinion émise par Dastre et Morat, d'après lesquels l'excitation du sympathique cervical est suivie d'une constriction capillaire, suivie elle-même de dilatation et même de surdilatation de longue durée (1).

De tout ceci ressort la difficulté qu'on rencontre lorsqu'on veut théoriser dans ces questions ardues ; nous serions trop heureux de trouver une échappatoire dans une théorie défendue par Dubois et par Bouchard, qui l'a appuyée d'expériences faites il y a dix ans dans le laboratoire de ce même Hôtel-Dieu.

Si l'on observe ce qui se passe dans une fermentation alcoolique, on voit, au début, la température du liquide augmenter progressivement à mesure qu'il y a plus d'acide carbonique dégagé et plus d'alcool formé ; mais cette élévation, arrivée à un certain point, doit s'arrêter pour faire place à un abaissement, en même temps que l'alcool et l'acide carbo-

(1) Dastre et Morat, 1878, Communication à l'Académie.

nique diminuent. Il ne se forme plus d'acide carbonique, ni d'alcool, et cependant on peut encore
rencontrer dans le liquide assez de sucre et de matière azotée pour entretenir la vie des globules, qui
ne peut alors se continuer que si on ajoute une certaine proportion d'eau. La raison de ces phénomènes est la suivante : les liquides traversent les membranes d'autant plus facilement qu'ils sont doués
d'une chaleur spécifique plus élevée ; ainsi l'eau tra-
verse les membranes beaucoup plus facilement que
l'alcool, qui a une chaleur spécifique moins élevée.
Il en est de même pour un liquide mélangé d'eau
pure et d'alcool. Donc l'alcool, ajouté aux sucs aqueux
qui tiennent en dissolution les matériaux de nutrition des globules nageant dans leur sein, diminue
la puissance osmotique de ces liquides, et, en conséquence, modère les combustions résultant de la
nutrition, qui est soumise aux lois de l'osmose.

De cet exposé, reproduit de l'analyse qu'en donnait la *Gazette médicale* en 1874, on conclut qu'il
n'est plus besoin de faire intervenir le système nerveux pour expliquer l'abaissement de la température ; l'alcool soutient aussi l'organisme sans le
nourrir, puisque son action est de diminuer la rapidité des combustions qui se passent dans les prin-
cipes immédiats de nos humeurs. (Note de Dubois,
présentée par Bouchard à la Société de Biologie.)

Cette théorie est trop physique peut-être pour être
vraie ; les phénomènes de l'organisme sont plus com

plexes qu'un simple fait de physique. On peut lui adresser le même reproche qu'à la théorie de la diminution des combustions de Bouchardat ; quoique par une voie différente, elle arrive au même but, au même résultat ; elle est passible des mêmes objections quant à ce résultat. Elle a le tort de vouloir trop se passer de l'intervention du système nerveux. L'idée de calorification dans la physiologie moderne, quoiqu'il y ait encore bien des dissidents, se rapproche trop de l'idée du système nerveux; l'alcool, en même temps, impressionne trop fortement la substance nerveuse, pour ne pas admettre que ces troubles de calorification reconnaissent comme au moins une de leurs causes une action de ce système.

Pour ce qui est des élévations de température par les faibles doses, on peut admettre qu'elles amènent une légère congestion sanguine qui suffit à expliquer la faible hyperthermie obtenue. S'il y a, comme le disait Dastre et Morat, une constriction capillaire au début, il doit y avoir un peu de congestion centrale. Or, une faible dose d'alcool peut fort bien n'amener que cette phase du début.

DE L'ALCOOL AU POINT DE VUE THÉRAPEUTIQUE.

Ses effets dans la fièvre.

L'étude que nous venons de faire de la température sert de transition entre la physiologie et la thé-

rapeutique, car une température élevée est le phénomène primordial des maladies contre lesquelles
l'action de l'alcool à l'intérieur a été le plus vantée.
A quelle fièvre n'a-t-il pas été opposé, depuis la va-
riole jusqu'à la fièvre intermittente? Dans les affections fébriles aiguës, en effet, la fièvre à elle seule
constitue un danger, soit par sa longueur, soit par
sa violence, et on conçoit ce danger quand on songe
à l'activité de la dénutrition, au trouble profond des
fonctions de l'organisme qui sont le fait de la fièvre.
Son intensité se mesure par la hauteur de la température ; cette chaleur excessive constitue la fièvre ;
c'est surtout d'après sa hauteur qu'on se fait une
idée vraie du danger. La chaleur fébrile peut produire la mort tout comme la chaleur artificielle ;
suivant Senator, la chaleur fébrile n'a de spécial
absolument que ses sources, ses effets sont les mêmes que ceux de l'artificielle ; dans l'une comme
dans l'autre on constate des lésions musculaires du
cœur, du diaphragme, des intercostaux, des dégéné-
rescences graisseuses, des coagulations du contenu
de la fibre musculaire. Les sources de la fièvre, ou
autrement dit sa pathogénie, sa physiologie, ont donné
lieu à des interprétations bien diverses qu'il serait
trop long de rapporter. Suivant Cl. Bernard, « les
lésions locales ne sont que le point de départ des
actions nerveuses qui président à la calorification
normale et à son exagération pathologique ; il y a
modification en plus dans la production de la cha-

leur, et modification dans sa distribution et sa déper-
dition. »

Les combustions organiques sont augmentées
d'une façon considérable ; il y a élimination d'acide
carbonique qui s'élève d'abord jusqu'à 45, 47 0/0 et
s'équilibre ensuite à 28 0/0 au-dessus de la normale ;
au lieu de 0,59 à 0,53 centigrammes d'urée éliminés
par kilogramme et par 24 heures, le fiévreux élimine jusqu'à 1 gr. 50 et 1 gr. 89 : ces substances
étant le résidu des combustions, augmentées de
quantité dans une proportion si notable, sont la
meilleure preuve de la suractivité de ces combustions. La fièvre est sous la dépendance d'un trouble
d'innervation , qui intéresse directement les nerfs
thermiques ; il y a exagération des nerfs calorifiques et non paralysie des vaso-dilatateurs.

Etant connu le symptôme principal de la fièvre,
la chaleur anormale, et connue aussi sa physiologie,
nous n'avons pas lieu de nous étonner qu'on ait
songé à employer contre cette fièvre, l'alcool dont
les effets physiologiques semblent destinés à com-
battre pas à pas les manifestations de la fièvre tout,
au moins en ce qui regarde la calorification et
l'exagération des combustions.

L'emploi de l'alcool dans les pyrexies remonte
loin dans l'histoire de la médecine. On y cite plusieurs cas de guérison de pleurésies, de pneumonies
par l'ingestion d'une quantité considérable de vin,
mais ce ne sont là que des faits épars, purement

empiriques ; pour trouver une application suivie,
méthodique et raisonnée de l'alcool, il faut arriver
jusqu'à Bentley Todd, qui a attaché son nom à la
médication alcoolique contre la pneumonie, comme
Laënnec a attaché le sien à l'auscultation.

Il l'adressa à la pneumonie comme étant le type
des pyrexies, des maladies aiguës. En pathologie
générale, il part de cette idée que les maladies aiguës
ont une évolution naturelle dont la tendance est
curatrice ; mais pour obtenir cette guérison, il faut
que l'organisme offre une résistance suffisante ; il
faut mettre cet organisme en état de subvenir aux
frais de la maladie, en état d'attendre le terme heureux de cette évolution naturelle ; elle doit être aidée
mais rien ne saurait l'enrayer ; la jugulation de la
maladie, Todd ne l'admet pas, il n'y a que les poi-
sons qui puissent être neutralisés.

En thérapeutique, il a sur l'alcool les idées les plus
erronées. Son point de départ est que l'alcool subit
des transformations chimiques et dès lors est une
source de chaleur. Il résume sa doctrine dans une
suite de propositions dont voici quelques-unes.

L'alcool agit sur le système nerveux pour lequel
il a une affinité spéciale plus marquée encore que
les autres matières hydrocarbonées du même groupe.
(Ainsi l'alcool aurait plus d'affinité pour la matière
nerveuse que l'huile, mais il n'est nullement prouvé
que l'huile ait cette affinité à un degré quelconque.)

L'alcool ne déprime jamais secondairement les

forces vitales, il ne produit cet effet qu'à forte dose et alors il le produit en détériorant les fonctions digestives.

A dose modérée l'alcool est un excitant, la force nerveuse est augmentée.

Administré avec précaution il soutient le produit de la chaleur animale; il fortifie l'action du cœur tout en diminuant le pouls. En concourant à la calorification, il prévient l'oxydation des tissus en général et du tissu nerveux en particulier.

L'alcool est absorbé rapidement par le système circulatoire, c'est à cela qu'il doit d'avoir une action supérieure aux autres substances hydrocarbonées comme l'huile.

Todd, on le voit, était loin d'être fixé sur la véritable action physiologique de la substance qu'il employait. Du reste, au point de vue où il se plaçait, cela importait peu, l'action thérapeutique qu'il accordait à l'alcool était fort restreinte ; surtout vers la fin de sa carrière, il en faisait avant tout un aliment plutôt qu'un médicament. Il donnait l'alcool pour soutenir l'organisme, il ne s'adressait pas à lui pour agir sur le processus pneumonique proprement dit ; il comptait beaucoup plus sur l'éther et l'acétate d'ammoniaque ; toute la valeur thérapeutique de l'alcool, il a fait reposer sur son rôle alimentaire.

Cette idée trouva bientôt en Angleterre un grand nombre d'adeptes. Todd attira autour de lui un groupe d'élèves et d'imitateurs qui entrant dans l'es-

prit de sa méthode et de sa théorie, se chargèrent
de la propager. Anstie, Kirkes, Brinton, Austin
Flint, Beale marchèrent en tête de ceux qui appli-
quèrent la méthode telle que l'entendait le maître.
Bientôt se forma un autre courant, qui, Smith en tête
avec Marcet, Gairdner, Tweedie, Murchison, ne
voulut plus regarder l'alcool comme un aliment,
mais lui accorder seulement le rôle d'excitant. Dès
lors, au lieu d'être utile contre toutes les pneumonies en général, l'alcool ne devait plus répondre
qu'à certaines indications précises et nettement posées. Excitant, Smith le fait répondre à l'indication
stimulante contre l'adynamie. Plus hardis que Todd,
Smith et ses imitateurs, au lieu de rester dans les
doses moyennes de 50 à 60 gr. de rhum, allèrent
jusqu'à 300 gr. par exemple en 24 heures, et ils le
donnèrent à doses fractionnées. Ils insistent tout
particulièrement sur ce fractionnement des doses,
ils en font le point capital de la médication.

Si la grande impulsion de la médication alcoolique est venue d'Angleterre, il ne faut pas croire cependant qu'elle y ait pris absolument naissance.
Déjà longtemps avant Todd, Louis, Chomel, Béhier
employaient le vin dans les pneumonies graves, et
ils en avaient constaté l'utilité ; mais quand la médication fut érigée en méthode, Béhier poussa les
doses avec courage jusqu'à des proportions énormes
dans les cas graves de pneumonie il n'hésitait pas
à administrer 300 grammes de rhum ; comme

Smith assi il adopte le fractionnement des doses. Béhier fit bientôt passer ses idées dans l'esprit d'éminents praticiens, et sous leur vigoureuse impulsion, l'alcool eut bientôt en France acquis droit de cité, et il devint une des substances employées dans la pratique journalière. Ce nc fut pas cependant sans de grandes et hautes résistances de la part de ceux, qui imbus des théories de Liebig, craignaient de jeter, suivant l'expression consacrée, l'huile de la potion de Todd sur le feu de la pneumonie ; mais l'enthousiasme s'en mêlant, on arriva bientôt à lui accorder des vertus presque miraculeuses ; l'alcool devint le médicament par excellence de la pneumonie avant d'être la panacée de toutes les pyrexies. Quelle puissance en effet dans une substance à laquelle on faisait réunir à elle seule le rôle de stimulant, d'antidéperditeur et d'antipyrétique, avec quelle sureté d'action ne devait-elle pas attaquer la fièvre. Au reste pour connaître toutes les vertus attribuées à l'alcool, il suffit d'écouter l'énumération qu'en donnent quelques auteurs il y a une dizaine d'années. Dans la pneumonie, aussitôt après son administration on constate un abaissement très marqué de la température, la respiration se ralentit, le pouls se relève, diminue de fréquence ; l'alcool provoque le sommeil, la transpiration, l'appétit, il augmente la sécrétion urinaire, il combat efficacement le coma et le délire. Des délires qui avaient résisté ainsi que l'ataxie au musc et à l'opium cédaient à l'alcool comme par enchantement.

Trop d'auteurs ont rapporté ces merveilleux effets pour qu'il soit permis de nier qu'il n'y ait quelque chose de vrai ; ils ont présenté des statistiques trop brillantes sur les effets généraux de l'alcool pour que rien ne s'impose à l'esprit, mais malheureusement ces résultats n'ont pas toujours été partout semblables. Les chiffres des statistiques sur la médication de Todd dans la pneumonie ont considérablement varié suivant les auteurs qui les ont publiés. Le chiffre de la mortalité a varié entre 5 et 13 0[0. Heslop même fait une juste critique de Bentley Todd qui sur 78 malades a eu 11 morts, tandis que les malades traités par l'expectation ont guéri. La plus grande mortalité aurait atteint les individus traités par les hautes doses, et là où l'alcool a été donné à petites doses, il y a eu moins d'insuccès que par les fortes et plus d'insuccès encore que par l'expectation. Les brillants résultats annoncés ont donc été parfois quelque peu dépréciés, et tous n'ont pas eu également à se louer de la médication alcoolique. Du reste, des esprits judicieux se sont déjà chargés de faire leur procès à ceux qui veulent en faire dire trop long aux statistiques. Elles nous apprennent bien que telle médication a donné tant de succès et d'insuccès sur 100, mais ce qu'elles ne nous disent pas, c'est la gravité de la maladie dans les différents cas et même dans les différentes séries de cas.

Que l'alcool réponde à certaines indications nettement posées, on ne saurait le nier. Elles ont été po—

sées par des cliniciens trop éminents pour que la contestation soit possible. La pneumonie des alcooliques est directement justiciable de l'alcool, elle est sûrement son meilleur remède; il n'est point de meilleur antagoniste du délire en général dans la pneumonie et surtout du délire alcoolique. L'adynamie et l'ataxo-adynamie sont une de ses plus nettes indications; enfin Charcot en fait à bon droit le médicament héroïque des graves accidents du collapsus; mais qu'il remplisse le rôle de puissant antipyrétique qu'on a voulu lui faire jouer, qu'il abaisse la courbe thermique d'une façon assurée et constante, et qu'il ait enfin une action aussi sûre qu'on l'a dit dans les pneumonies graves, c'est ce qu'on peut être autorisé à révoquer en doute quand on examine quelques malades traités par ce médicament qui nous sont passés sous les yeux, et dont nous avons pu recueillir les observations.

Ici encore, comme dans les observations physiologiques, les températures ont toujours été prises rectales, toutes les fois du moins que l'état du malade a pu le permettre.

Obs. I. —R.V..., 56 ans, giletière, née à Paris. Entrée le 17 avril, n° 1, salle Sainte-Jeanne, Hôtel-Dieu, service du professeur Sée.

Antécédents : Névralgies, alcoolisme. Etat mental un peu douteux.

Le mercredi 7, Etant en sueur elle a subi un refroidissement; aussitôt frissons, point de côté, lassitude. Le soir elle s'alite, dyspnée, toux, crachats sanguinolents, diarrhée, douleurs dans les membres, fourmillements dans les doigts, pas de céphalalgie.

Le 18. A l'entrée, la malade est assez agitée, très loquace ; facies pneumorique, pommettes rouges, herpès considérable aux narines, incontinence d'urine et des matières fécales. Décubitus dorsal.

En avant percussion normale sauf à droite et à la base A cet endroit on entend du souffle, des râles crépitants; dans le reste de la poitrine rien de bien net. En arrière on entend des râles crépitants et sous-crépitants qui indiquent la fin de l'évolution de la pneumonie : matin, température axillaire 39, le soir 38,2. Administration de 100 grammes d'alcool en potion.

Le 19. La malade est très loquace, conceptions quelque peu délirantes; œil très brillant, facies animé, type quelque peu cérébral.

Au-dessous du mamelon droit la percussion douloureuse donne encore encore de la matité, en ce point râles crépitants entendus à l'inspiration, expiration rapide, les deux temps précipités. En arrière : matité de tout le côté droit dans toute la hauteur, submatité à gauche, râles crépitants très gros; assise pour procéder à l'auscultation elle vomit en grande abondance. Les crachats ne sont plus sanguinolents. il n'y a que quelques stries de sang, ils sont jaunâtres, gommeux, sa température apyrétique contraste avec la chaleur assez intense de la veille. Elle présente sous l'aisselle 36. La température prise comme vérification dans le rectum donne 36,9. Le mauvais état général fait penser à une chute de collapsus. On maintient les 100 gr. d'alcool.

Soir. La malade est à peu près dans le même état.

Gros râles sous le mamelon droit, souffle supplémentaire en avant et à gauche. En haut à droite et en arrière souffle intense, peu de râle; en bas, ronchus, râles crépitants et sous crépitants. Petites respirations, courtes, saccadées, sans amplitude. Dans la journée il n'y a pas eu incontinence d'urine ni de matières fécales; le facies est toujours très animé, plaintes, rêvasseries, la malade demande à grands cris de la bière qui était, paraît-il, sa boisson favorite et dont elle faisait abus à l'état de santé. La température est remontée à 37,4. Même traitement.

Le 20. Rien de marquant, la température remonte très peu matin 37,4. — soir 37,8. — Continuation du traitement.

Le 21. L'état général va en s'aggravant. Mêmes signes en avant. A gauche râles crépitants et sous-crépitants dans toute la hauteur du poumon droit; à gauche respiration puérile, souffle de respiration supplémentaire, toux fréquente, dyspnée intense, plaintes continuelles. L'incontinence est revenue, au point que le dosage de l'urée et l'analyse des urines sont impossibles.

T. 38. Pouls 92.

Soir, T. 39. Pouls 102.

Les 100 gr. d'alcool sont toujours administrés par cuillerée quoique fort difficilement.

Le 22. Même signes physiques, toujours aussi agitée.

Le thermomètre redescend le matin à 38,2 le soir à 38.

Le 23. On entend de gros râles dans toute la hauteur du poumon droit en arrière. La prostration est alors dominante; la malade est affaissée dans son lit, la voix est presque éteinte et à peine intelligible.

T. 38. — soir, 38,2.

Le 24. Etat très grave, prostration complète, l'œil à demi fermé a encore conservé cet éclat extraordinaire, étincelant; Dyspnée très intense, crachats rares, gommeux, parole complètement éteinte. T. 38.

A une heure. Mort.

L'autopsie démontre l'existence d'un kyste hydatique du foie, le poumon droit est à l'état d'hépatisation grise, il y a des foyers contenant une assez grande quantité de pus. Le diagnostic de pneumonie à la troisième période se trouve confirmé.

Ici le cas était excessivement grave, la pneumonie était arrivée à une période où la guérison ne pouvait plus guère être espérée. Les conditions étaient des plus défavorables. La pneumonie évoluait chez un sujet, vieux, alcoolique, en état de collapsus après avoir eu des complications d'ataxo-adynamie; les chances de guérison étaient bien faibles. Admettons que la guérison eût été un miracle, on ne doit pas en vouloir à l'alcool de n'avoir pu l'accomplir; contentons-nous de constater qu'il n'a eu absolument aucune action, qu'il n'a pu empêcher la courbe de remonter jusqu'au-dessus de 38 et de s'y maintenir jusqu'à la mort.

L'appréciation peut être un peu plus sévère sur le cas suivant.

Obs. II. — P. J. B..., 40 ans, gardien de la paix. Entré le 17 avril 1880 n° 9, Saint-Christophe, Hôtel-Dieu.

En 1862, il eut une bronchite qui dura six mois et nécessita son séjour à l'hôpital, il en résulta une faiblesse générale intense, il se rétablit cependant; depuis ce temps il toussa toujours un peu au moindre refroidissement. Le dur hiver de 1879-80 fut très pénible pour lui, il fut en proie à un toux fatigante. Dès le commencement du mois d'avril, il se trouva très mal à son aise, toussant, crachant, sentant des douleurs générales dans les jambes, dans les reins.

Le mercredi 14 avril il dut s'aliter, respiration très difficile, délire, fièvre intense. Le 15 la dyspnée augmente encore peu de crachats, toux pénible, quinteuse, point de côté à droite. Anorexie, goût très désagréable dans la bouche, il se place un vésicatoire loco dolenti, purgatif; bain de pied sinapisé; vomitif.

A l'entrée, décubitus dorsal ou latéral gauche, facies animé, pommettes rouges, narines un peu dilatées, teinte subictérique, poitrine non déformée en arrière ni par côté; en avant nodosités au niveau des articulations chondro-sternales.

Appareil digestif. Pas de diarrhée, pas de vomissements, langue saburrale, pas d'herpès labialis.

Appareil respiratoire. Un peu de dyspnée. Point de côté à

droite moins intense. En avant rien, sauf à droite, en bas matité au-dessous de la cinquième côte, respiration soufflante à ce niveau. La question des tubercules agitée doit être repoussée. En arrière du côté droit, matité à la région moyenne et supérieure. Les vibrations thoraciques sont augmentées ; en haut souffle intense; plus bas, des râles crépitants fins. A gauche rien à la percussion; à l'auscultation, respiration supplémentaire; quelques râles de bronchite très rares et très légers. — Toux pénible, crachats abondants, gommeux.

Système circulatoire. Rien au cœur, pouls large, vibrant, rapide. — Les signes physiques et fonctionnels sont ceux de la pneumonie; quant au système nerveux, il est déprimé ; quoique répondant bien, le malade est affaissé.

18 avril. Même état, la maladie semble devoir évoluer facilement sans accident grave. On administre l'alcool pur à la dose de 100 gr. par 24 heures, je lui donne moi-même l'alcool trois fois par jour 35 gr. à chaque prise dans deux verres de tisane. Le matin avant toute administration il a 39,6, au rectum, pouls 90. Le soir il a monté à 40,8, pouls, 92. Une heure après l'administration, T. 40,6, pouls, 104, deux heures et demi après, 40,8.

Le 19. Un peu de sommeil, même état physique. T. r. 40,4 Pouls 114. On lui donne 200 grammes de rhum à prendre par gorgées, versé dans sa tisane. Le soir T. 40,7, pouls 116, et cependant de midi à 4 heures où l'observation est prise, le malade a déjà absorbé 60 gr. à 80 gr. de rhum.

Le 20. Les râles deviennent plus marqués en arrière et à droite.

T. matin, 40,8, pouls 106. — soir, T. 40,7, pouls, 100.

Le 21. Souffle plus intense, râles encore plus marqués à droite.

T. matin, 40,2, pouls 102, — soir 40,4. pouls 106.

L'urine est analysée, 1700 gr. dans les 24 heures. Urée 22 gr. 54.

Le 22. 39,8 P. 112. — Soir, 40,1 P. 116.

Le rhum est toujours continué à haute dose.

Le 23. 39,3, P. 102. — Soir, 39,5, P. 108.

On n'observe aucune amélioration dans l'état du malade quoique la température se soit un peu abaissée.

Le 24. L'état général baisse, la température tombe en collapsus, des signes stéthoscopiques deviennent plus intenses, il y a généralisation des râles crépitants et sous-crépitants à toute la hauteur du poumon droit, en haut on entend encore un souffle intense. T. 38, P. 102, soir, 30,4. P. 110.

Le 25. Subdelirium, agitation, voix éteinte, moral très affecté. Le nez présente une sorte de rougeur érysipélateuse, infiltration purulente de tout le poumon droit.

T. 38,1, pouls 98, soir, T. 38,2.

Le 26. A saigné du nez, très affaissé. Soir, 37,9, P. 90.

Le 27. Nouvelle épistaxis, délire, agitation, le malade veut sortir de son lit. carphologie, état ataxo-adynamique très accentué. L'alcool sous forme de rhum à été porté à 250 gr. T. rectale toujours 38,2, pouls 95, soir, 38.3, P. 104.

Le matin l'urine des 24 heures à été analysée.

Quantité 4400 centimètres cubes. Urée 14 gr. 09.

Le 28. Dyspnée très intense, décubitus gauche, râle trachéal intense, sueurs froides, nez gonflé, rempli de matières pulvérulentes concrétées, joues excavées, dépression considérable. Râle dans toute la poitrine à droite, entendu en avant comme en arrière.

T. 37,6, pouls, 86. Urine de 24 heures 1700 centimètres cubes. Urée 21 gr. 77.

Mort à 11 h. 1/4.

Le sujet ayant été réclamé, l'autopsie n'a pu être faite.

Dans cette observation, le malade est arrivé et a commencé l'alcool avant que sa pneumonie eût revêtu un caractère grave ; le pyrexie a évolué sous nos yeux depuis la période d'état jusqu'à sa terminaison, rien ne semblait d'abord annoncer une pareille fin, la température quoique élevée n'atteignait pas la hauteur qu'on voit parfois en pareil cas. L'intensité de la fièvre, les lésions locales n'autorisaient pas un funeste pronostic. L'alcool paraissait aonc trouver un champ favorable à son action, néanmoins elle est presque nulle, et n'empêche pas le malade d'arriver à l'état grave d'ataxo-adynamie il n'empêche pas la courbe de se maintenir au-dessus de 40. Dès le premier jour de son administration, elle monte de 39,6 à 40,8; donné à dose massive, il y a un léger abaissement rapidement obtenu, aussitôt perdu. Donné ensuite aux doses fractionnées, la courbe malgré tout ne change pas, et quand au 9ᵉ jour nous constatons une légère défervescence, c'est pour trouver le malade au début du collapsus, contre lequel les fortes doses d'alcool ont encore été complètement impuissantes.

Le nommé R... (A), 17 ans, peintre. Entré le 17 avril 1880, salle Saint-Joseph, Hôtel-Dieu.

Etant tout jeune, il a eu mal aux yeux, signes de scrofule. A 7 ans il a eu une bronchite qui a duré longtemps. Deux mois après il avait eu une fluxion de poitrine qui aurait bien guéri. Il a mené une vie de misère, il est envoyé à l'Hôtel-Dieu par le dépôt de police, après avoir été ramassé comme vagabond.

Depuis huit jours le malade se sentait un peu fatigué, avait une céphalalgie violente avec perte d'appétit. Il y a trois jours céphalalgie plus intense, frissons erratiques fièvre, un peu de toux, gêne respiratoire, crachats blancs et verdâtres, point de côté à gauche.

Le samedi 17, au matin, interrogé, le malade ne précise nullement la succession des phénomènes morbides. Il se plaint actuellement de douleur dans les poignets et de contractures dans les pouces, il a la main dite d'écrivain, ces contractures sont peu douloureuses et persistantes, mais ces symptômes de tétanie ne sont qu'accessoires, la fièvre est élevée, le thermomètre marque dans l'aisselle 39,4; le pouls est rapide, plein. L'examen de la poitrine ne révèle rien de net ni à la percussion ni à l'auscultation, cependant la toux commande cet examen, le cœur est très accéléré, ses battements sont réguliers ; langue saburrale, humide, blanchâtre, un peu de constipation. — Un verre d'eau ds Sedlitz.

Le 18. La contracture commence à disparaître, mais on constate une pneumonie très nette en arrière et à gauche. dyspnée intense, crachats jus de pruneaux, toux rare, avec l'expectoration difficile, râles crépitants et souffle. Vomissements alimentaires, fièvre intense. Le matin il y a 39,4. Profond abattement. Le soir même état T. 41, dans le rectum.

Le 19. Fièvre continue, point de côté persistant. Dyspnée très intense. A la percussion matité dans les deux tiers inférieurs du poumon gauche. Dans toute son étendue les vibrations thoraciques sont diminuées et on n'entend pas la respiration, système nerveux, très déprimé. Alcool pur 100 gr. administrés par prises de 35 gr. trois fois par jour dans deux verres de tisane. T. 40,6 le matin et 40,7 le soir.

Le soir, on entend un souffle très léger en haut, à gauche et en arrière, en avant rien d'anormal, céphalalgie, toux, crachats fibrineux et sanguinolents.

Le 20. Nuit pénible. Cessation de la contracture. Dyspnée épouvantable. 56 inspiration par minute. Les lésions locales se sont beaucoup aggravées. La matité en arrière a envahi toute la hauteur du poumon, en avant on l'y constate également. Souffle tubaire en haut et en arrière, absence de murmure respiratoire dans le reste du poumon, en avant respiration supplémentaire. Toux pénible. crachats toujours très visqueux, sanguinolents. Se plaint surtout d'une grande douleur au niveau des reins. L'état local et général est grave. T. matin 40,4 ; soir, 40,7.

Le 21. La fièvre continue avec une grande intensité, la dyspnée atteint une proportion énorme, 68 respirations par minute, diarrhée avec incontinence des matières.

Stupeur, abattement. Céphalalgie gravative. Les signes stéthocopiques sont devenus beaucoup plus graves ; ils recueillent les signes d'une congestion pulmonaire à droite, le côté gauche présente toujours la même chose à l'auscultation comme à la percussion. L'alcool est supprimé et vu la dyspnée est remplacé par 12 milligrammes d'érythrophléine.

Matin 40,6 avec 120 pulsations. Soir, 41.

Le 22. Nuit très agitée. Symptômes tout aussi alarmants. Céphalalgie, douleurs dans les membres, diarrhée continue, peu de délire cependant. La dyspnée n'a guère diminué, 60 respirations par minute. A droite, mêmes signes stéthoscopiques que la veille, idem à gauche. Fièvre augmente encore d'intensité.

T. 40,8. Pouls 135. Soir, 41. P. 132.

Le 23. Etat général encore plus grave que la veille. Stupeur, abattement des plus profonds, rêvasseries; 60 respirations par minutes. Souffle intense à gauche, en avant, râles dans toute la hauteur en arrière. A droite, signe de congestion bronchique et pulmonaire très intense.

L'alcool est redonné à midi, 100 grammes en trois fois par jour.

Le matin T. 40,8. Pouls 120. Soir 40,5. Pouls 118.

Le 24. Prostration complète, respiration bruyante, râle trachéal. Respiration se maintient à 60. Mêmes signes stéthoscopiques.

T. 40, 6. Pouls 120. Le soir, 40,8. P. 122.

Le matin on redonne l'érythrophléine.

Mort au commencement de la nuit.

L'autopsie a été faite et a révélé dans la plèvre une cavité contenant un épanchement d'une certaine quantité de pus.

A gauche, le poumon est rouge, uni, à lobulation très marquée. Carnification de toute sa substance, il ne surnage pas dans l'eau.

A droite, hépatisation grise tout à fait au sommet; la base est engouée, elle surnage; à la pression il en sort de la sérosité et du sang.

L'épanchement de la plèvre n'avait pas été vu pendant la vie, mais le diagnostic de pneumonie se trouve confirmé.

De cette observation, nous rapprochons immédiatement la suivante dont l'issue à été moins funeste.

A. J. 43 ans. Italien. Entré 17 mai 1880. Salle Saint Christophe, n° 14, Hôtel-Dieu.

Le mardi 11 mai, sans cause appréciable, le malade ressent tout d'un coup un frisson intense, quelques envies de vomir, accès de toux avec violente céphalalgie. A partir de ce jour toux, crachats, dyspnée intense. Point de côté peu marqué.

A l'entrée, le 17, on trouve le malade dans le décubitus dorsal, les sclérotiques sont jaunes, le tégument externe présente une teinte ictérique généralisée fort intense, dont il ne peut indiquer la date du début. Les lèvres sont fuligineuses, surtout aux commissures, anorexie, soif très intense, goût très amer dans la bouche, la langue est blanche, cuite. On ne note ni vomissements, ni diarrhée. Peau très chaude, pouls vite et ample, peu déprimé, réponses nettes.

La respiration est très fréquente, 54 par minutes. En avant, la percussion est normale. A droite en avant, la respiration est rude, un peu soufflante; à gauche, ronchus, respiration plus douce, quelques râles. En arrière, à droite, matité en bas de la partie moyenne. Vibrations thoraciques peu appréciables, souffles très marqués, râles rares; à gauche, vibrations très intenses, l'auscultation dénote, dans toute la hauteur des râles crépitants fins, éclatant par bouffées dans l'oreille; ils sont manifestes, surtout à la partie moyenne. La toux est rare, pas de quintes, amène des crachats verdâtres, gommeux, fibrineux, abondants, dans lesquels on ne voit pas de stries de sang. On lui ordonne 250 grammes de rhum à prendre dans sa tisane, par gorgées, de temps en temps, à intervalles rapprochés; par erreur, il n'en prend que 150.

T. matin, 40,4. Pouls 116.

Le 19 mai. En arrière, souffle intense; à droite, à gauche, râles avec souffle. En avant, percussion normale, on y entend du souffle avec quelques ronchus, moins intenses à gauche qu'à droite. L'état général semble un peu meilleur. Encore 150 grammes de rhum au lieu de 250.

T. 40.3. Pouls 120. Respiration 48. Soir, T. 40,1. Pouls 118.

Le 20. La légère amélioration est loin de durer. Le matin on constate un ictère considérable, une dépression énorme.

Les lèvres sont fuligineuses, les pommettes très injectées, la toux rare, amère, l'expectoration de crachats gommeux, tournant au jus de pruneau. A gauche, en avant, la respiration est très rude, quelques ronchus ; à droite, un peu de souffle et quelques râles bronchiques, au reste, la sonorité y est normale. En arrière, à gauche, submatité plus marquée, à droite, matité complète dans toute la hauteur. En haut, au sommet, souffles et râles bronchiques, à la partie moyenne et inférieure, souffle intense et bouffées énormes de râles crépitants. 300 grammes de rhum dans la tisane, à prendre en 6 fois.

Matin, 39,9. Pouls 116. Respiration 52. Soir, 40,2. P. 130.

Le 21 mai. Toujours très affaissé. Ictère intense, œil à demi fermé, cependant s'assied seul dans son lit. En avant, ronchus à droite, et ronchus avec souffle à gauche. En arrière, à gauche, submatité, ronchus moins fort que la veille. En arrière à droite et en haut, souffle presque amphorique en bas, souffle avec râles crépitants très intenser. Des deux côtés les vibrations thoraciques sont augmentées.

Matin. T. 39,8. Pouls 120. Respiration 49. A 9 heures, il prend 50 grammes de rhum ; à 10 heures 1/4, il a : T. 39,8. P. 116. Respiration 52.

Soir. T. 40, 2. Pouls 122. Respiration 50.

Le 22. Point d'amélioration, quoique un peu moins abattu. Mêmes signes stéthoscopiques qu'hier. Respiration rapide, Ni vomissements, ni diarrhée, langue sale, cuite, anorexie complète. Pommettes très injectées. L'alcool est supprimé et remplacé par l'érythrophléine.

T. 39,9. Pouls 118. Soir, T. 40,2 Pouls 116.

Le 23. Etat de plus en plus grave, les signes locaux n'ont encore pas changé. Subdelirium. Respiration stertoreuse. Le soir, râle trachéal.

Matin, T. 40. Pouls 128. Respiration 52. Le soir, la température n'a pas été prise.

Dans la nuit du 23 au 24 mort à 5 heurss du matin.

Les deux observations qui précèdent doivent encore rentrer dans le cadre des mauvais résultats par la médication alcoolique, nous pouvons encore citer deux cas qui ont eu une issue moins funeste, mais l'alcool a eu une action bien secondaire.

Obs. V. — O... (Jean), 30 ans, maçon. Entré 18 mai 1880, salle Saint Christophe, n° 5, Hôtel-Dieu. Service du professeur G. Sée.

Le 15. Un peu de céphalalgie.

Le 16, à 7 heures, frisson interne, céphalalgie, dyspnée, douleur au côté gauche. Crachats striés de sang.

A l'entrée, teinte légèrement ictérique du tégument externe, sclérotiques jaunes, lèvres un peu fuligineuses, langue cuite, saburràle, anorexie.

Vibrations thoraciqus angmentées dans les deux poumons, souffle intense des deux côtés de la colonne vertébrale, le souffle est de propagation à droite. Toux, crachats adhérents striés de sang. Pouls dicrote, rapide. Urines rares, sédimenteuses, un peu d'albumine, un peu déprimé.

Dyspnée, 40. Respirations, T. 40. Pouls 80. Erythrophléine 40 gouttes.

Le 19. Le même état. T. 39,2. Soir, 39,8.

Le 20 mai. Respiration 42. Pouls 104. T. 40. Soir, 39,2.

Le 21. Crachats jus de pruneaux, visqueux, point de côté très intense, râles crépitants dans tout le poumon gauche, système nerveux très affaissé.

Respiration 44. Pouls 92. T. 39. Soir 40. P. 90.

Traitement. Injection de seigle ergoté.

Le 22. Etat nerveux devient plus grave. On donne alors l'alcool, 250 gr. sous forme de rhum. Dès le matin même, diminution très légère dans la courbe sur la température de la veille.

T. 39,8. Pouls 108. Respiration 70. Soir, 39.6. P. 102.

Le 23. Pas d'amélioration, ni dans l'état général, ni dans l'état local, sauf dans la respiration qui de 70 tombe à 50.

Matin, T. 39, 8. Pouls 108. Soir, idem. Alcool continué.

Le 25. La défervescence s'accentue, mais l'état du malade n'est pas encore bien amélioré, sauf du côté de la respiration et de la fièvre.

Respiration 36. Matin, T. 38,8. Pouls 72. Soir, T. 37,8. P. 64.

Le 26. Il y a encore des râles crépitants et sous-crépitants dans la poitrine. Toux, crachats verdâtres, mousseux, visqueux, difficilement expectorés.

Le même traitement est continué. T. 37. Soir, 37,1. Le lendemain matin, 36,8 la fièvre est complètement tombée, le malade est en pleine convalescence.

Cette observation est donnée très en raccourci, car comme on le voit, l'alcool n'a joué dans le traitement qu'un rôle assez secondaire. Cependant on pourrait lui attribuer le mérite d'avoir jugé la maladie, car c'est dès son administration qu'on voit la courbe descendre lentement d'abord, rapidement ensuite; on pourrait croire qu'il a donné le signal de défervescence. Mais, cette défervescence arrive le 23, le début de la pyrexie a été le 16 au matin, elle se présente donc le 7e jour, et n'a dès lors rien que de très normal, puisque comme on le sait, c'est à cette date que la fièvre commence à tomber dans la pneumonie marchant normalement vers la guérison, il ne faudrait donc pas prendre un fait ordinaire pour un heureux effet thérapeutique.

Obs VI. — P... J., 20 ans, maçon. Entré le 25 juin 1880, salle SaintJoseph, n° 9. Hôtel-Dieu, service du professeur G. Sée.

Ce malade vient d'avoir une rougeole accompagnée d'une bronchite intense qui avait même précédé l'éruption. La fièvre étant tombée, il sort et retourne au travail, ayant encore des taches de rougeole sur le corps. Il ressent aussitôt un point de côté dont l'intensité va en croissant, toux de plus en plus forte, oppression.

Le 25 juin, à l'entree, on le trouve dans le décubitus dorsal, matité en arrière et à droite, surtout à la partie supérieure, rien en avant. Dans la fosse sous-épineuse droite, on entend en même temps des bouffées de râles crépitants éclatant sous l'oreille. A gauche, râles de bronchite.

Le 26. Mêmes signes, Matin, 39,8. Soir, 40,8

Une injection de pilocarpine.

Le 27. Matin, 39,8. Soir, 40,6.

Le 28. Matin, 40,2.Soir, 40,8.

Alcool, 100 grammes, à prendre par cuillerées dans une potion.

Le 29. Matin. 40,8. Soir, 41. Même traitement. Vomissements.

Le 30. Matin, 40,4. Soir, 39,9. Pouls 118.

L'alcool est remplacé par le rhum, 250 gr. dans la tisane.

Le 30. Le malade présente, à droite, une matité assez considérable dans toute l'étendue du poumon ; dans les trois-quarts inférieurs, râles crépitants, humides, tenant presque du gargouillement près de la colone vertébrale, râles de bronchite dans la fosse sous-épineuse: A gauche, pas de matité ; souffle dans la fosse sous-épineuse, râles de bronchite, quelques sous-crépitants fins dans toute l'étendue du poumon. En avant, on n'observe rien, sauf à gauche, quelques râles sonores. on entend à droite des râles jusque sous l'aisselle. Toux continue, très fréquente, expectore des crachats visqueux, fibrineux, non sanguinolents. Langue sèche, saburrale, lèvres non fuligineuse ; la stupeur, la dépression sont un peu moins marquées. On remarque une sueur abondante qui baigne le corps et surtout le visage du malade.

1er juillet. Les sueurs sont encore abondantes, les pommettes sont très rouges. Le malade souffre toujours de son point de côté. Toux douloureuse sous l'aisselle droite, fréquente, crachats toujours visqueux, gommeux. Les signes stéthoscopiques sont les mêmes qu'hier ; on note de la bronchophonie. Peu de dyspnée, 30 respirations par minutes. Le malade commence à se trouver mieux. Même traitement continué.

Matin, T. 37,2. Pouls 96. Respiration 32. Soir, T. 38,1. Pouls 96. Respiration 34.

Le 2. Les signes thoraciques sont encore très intenses, souffle énorme à droite près de la colonne vertébrale, râles crépitants et sous-crépitants gros, dans les deux tiers inférieurs du poumon gauche, râles sous-crépitants à gauche de la fosse sous-épineuse et à la base, la toux est moins fréquente qu'hier.Même traitement.

T. 37,4. Pouls 90. Respiration 36. Soir, T. 38. Pouls 92. Respiration 32.

Le 3. Le côté gauche se dégage; à droite, même état, vomissements.

T. 37,4. Pouls 90. Respiration 32. Soir, 37,2 Pouls 88. Respiration 30.

Le 4. Il y a encore des signes thoraciques intenses, mais la convalescence s'établit. La température ne remonte plus,

T. 37.4

Dans cette observation encore, sous l'administra- de l'alcool l'état général et l'état local ne se sont pas améliorés. La défervescence n'arrive que plusieurs jours après les premières prises d'alcool, et elle se montre vers le 7 ou 8e jour, ce qui ne doit guère être mis sur le compte du médicament.

Le résultat funeste des quatre premières observations et même la marche des deux suivantes, est bien loin de répondre au brillant tableau que nous avons déjà reproduit dans la médication alcoolique, il ne saurait être comparé aux statistiques si encougeantes de Todd et de ses élèves. Est-ce que l'alcool qui guérissait hier ne saurait plus guérir aujourd'hui? Non certes, c'est en quelque sorte le génie épidémique qu'il faudrait accuser; c'est une affaire de constitution médicale. Nous venons de traverser une période où comme le faisait si bien remarquer

dans une clinique le professeur G. Sée, les pneumonies avaient une gravité toute particulière, absolument
comme les pleurésies d'aujourd'hui sont plus graves
que celles de Louis et de Chomel, comme les scarla-
tines d'une épidémie sont d'une bénignité absolue, tandis que l'épidémie qui la suivra sera d'une épouvantable
gravité. Nous avons eu la mauvaise chance de tomber
sur une série malheureuse ; nous aurions donc scru-
pule à opposer ces insuccès aux succès obtenus ; du
reste, les chiffres sont là, et ils parlent. On ne peut
donc faire des procès à la médication alcoolique sur
ces quelques insuccès ; mais malgré tout, quand un
agent thérapeutique a une action bien certaine,
annoncée comme aussi puissante que celle de l'alcool,
on est toujours fondé à demander d'en retrouver
quelques effets. L'abaissement du pouls, de la respiration, le retrouve-t-on ? Vu la gravité exceptionnelle
on peut passer sur le manque d'amélioration dans
l'état général, on peut passer sur l'absence de l'amélioration de la dyspnée ; mais, ce qui frappe surtout,
ce qu'on ne saurait récuser, c'est l'absence totale
d'abaissement de température. Ce qui frappe, c'est
l'absence d'un des effets les plus importants qu'on
accordait à la thérapeutique de l'alcool ; c'est aussi la
contradiction qui existe entre l'action de cette substance sur la température à l'état physiologique et à
l'état morbide. Or les courbes dans aucun des cas que
nous citons, on peut le dire, n'ont été modifiées. On
voit même dans la dernière observation la tempéra-

ture monter à 40,2, 40,8 et enfin 41, se maintenir au-dessus de 40, malgré une administration constante, suivie, selon toutes les règles posées. On voit arriver une défervescence dans la courbe, c'est le septième jour, et soit dit en passant, comme l'a fait remarquer Heslop, on a fait figurer dans les statistiques des guérisons par l'alcool plus d'un cas où cette défervescence était survenue au terme ou même après le terme de défervescence naturelle et normale. Si les fortes doses employées ont amené ces résultats négatifs, on est à se demander comment pouvaient agir si héroïqement les doses minuscules d'autrefois, où on croyait avoir fait beaucoup avec quelques cuillerées de rhum ou de malaga. Sans doute, on ne peut pas nier ce que tant d'observateurs illustres ont vu, ce que tant de témoignages ont rapporté, mais pour ce qui est du rôle antipyrétique, il nous est difficile de sortir du scepticisme.

Quelques observations que nous avons pu faire sur des typhoïsants traités par l'alcool, n'ont fait que nous faire persister davantage dans cette idée.

L'alcool a eu ses enthousiastes contre la pneumonie, il a eu aussi les siens contre la fièvre typhoïde. Tweedie, Gaidrner, Marvaud, se sont fait ses apologistes, mais en face d'eux nous trouverons Béhier qui n'a point eu à se louer de son action dans les fièvres typhoïdes qui lui sont échues. En effet, a priori, un stimulant, un antidéperditeur, un antipyrétique, que peut-on trouver de mieux contre une fièvre typhoïde dans laquelle on rencontre toujours une fièvre intense, à tendance adynamique avec une dénutrition très rapide ? On a prétendu que l'alcool n'abrégeait peut être pas la durée de la maladie (on voit cependant Fourier (de Compiègne), lui accorder cette propriété, ses malades ont fini ¹ eur pyrexie entre trente et quarante jours) ; mais qu'il rendait la maladie plus bénigne. Nous lisons dans une thèse soutenue en 1871, un certain nombre d'observations où l'alcool aurait eu de bons effets, mais presque aucun de ces cas n'est grave, il y a eu bien peu d'accidents traversant le pyrexie, et la fièvre oscille entre 38 et 39, montant très exceptionnellement à 40. Que dans ces cas on donne de l'alcool, il est évident qu'on aura de bons effets comme on les aurait avec une médication beaucoup plus indifférente ; que le cas prenne un peu plus de gravité et alors il faut avouer que l'action n'est plus aussi brillante, ni aussi manifeste. On a beau donner 80 grammes d'alcool à 55°, on ne peut faire tomber la température au-dessous de 40. Qu'il relève les malades tombés dans le collapsus, qu'il fasse cesser le délire, qu'il empêche la dénutrition trop rapide, que les convalescents même soient moins émaciés après ce traitement que ceux qui ne l'ont pas suivi, nous ne voulons pas le nier, mais qu'il modifie une courbe, l'état du pouls, c'est ce que nos observations ne nous permettent pas de conclure affirmativement. Fourier a publié dans le Bulletin thérapeutique , un travail fort intéressant sur l'action des alcooliques contre la fièvre typhoïde, il y publie des observations dont les résultats sont magnifiques. Il a vu des cas excessivement graves guérir par des potions avec 40 grammes d'alcool. Il a vu aussi 40 grammes en potion pris par cuillerées, abaisser la température de 39,6 à 38 du matin au soir, et cela au douzième jour de la maladie. Il a eu un bonheur enviable, mais malheureusement il n'en a pas toujours été de même, nous n'en voulons pour témoins que les observations que nous allons exposer, en débutant par une qui servira en quelque sorte de transition entre l'étude de la pneumonie et de la fièvre typhoïde, car elle est fièvre typhoïde à symptômes des pneumonie prédominants :

Obs. VII. — Sp. J..., 20 ans, entre le 15 avril 1880, nᵒ 6, salle Saint-Joseph, Hôtel-Dieu (service du professeur Sée). — Début, mardi 6 avril, céphalalgie intense, diarrhée très considérable. Le 8 et le 9 epistaxis, peu de douleurs abdominales. Le malade doit s'aliter le 9; le 11 fièvre intense. (On ne peut obtenir que des renseignements forts succincts vu la difficulté que le malade éprouve à s'exprimer en français.)

14 avril. A la visite, le malade est dans un état de prostration assez marqué dans le décubitus dorsal. La peau est sèche, d'une chaleur mordicante, elle présente sur la face et la poitrine une éruption acnéique; on remarque sur le corps des taches lenticulaires très rares. Le ventre est ballonné, dur, rénitent; à la percussion il est sonore, quand on le presse, on ne détermine ni douleur, ni gargouillement dans les fosses iliaques. La langue n'est pas fuligineuse, elle est assez bonne, un peu rouge seulement aux bords. Deux selles diarrhéiques en vingt-quatre heures. Anorexie, soif.

La poitrine a une sonorité normale; l'auscultation ne donne rien en avant; en arrière quelques râles; à gauche on a en plus une respiration rude, soufflante. Toux rare ainsi que les crachats qui ne contiennent pas du tout du sang; le malade accuse des douleurs profondes et intenses dans la poitrine. Le pouls est fréquent, large, vibrant, régulier. La rate est engorgée, un peu de photophobie, pas de bourdonnements d'oreille, vertiges dans la station assise.

Purgatif. Deux verres d'eau de Sedlitz, bouillon, potage; 150 grammes de rhum à prendre dans deux pots de tisane.

Le 14 soir. T. rectale, 41; pouls 100 p.

Le 15. Les signes thoraciques s'accentuent, en arrière, à gauche, en haut et à la partie moyenne on a une respiration très rude, soufflante. A droite du souffle qui semble du souffle de propagation. Toux continue, avec expectoration de crachats légèrements striés de sang. Même traitement.

T. 39,6, pouls 84; soir, temp. 41,2, pouls 112.

Le 16. Signes de bronchite généralisée à toute la poitrine. A droite on voit se développer des signes de broncho-pneumonie, souffle, râles crépitants et sous-crépitants. Peu de dyspnée. Alcool continué.

T. 40,8, pouls 104; soir 41,4, pouls 108.

Le 17. Le malade est beaucoup plus mal. Les signes stéthoscopiques ne changent pas, mais l'état général est beaucoup plus grave. Prostration, lèvres fuligineuses, face très rouge.

T. 40,9, pouls 118; soir 41,2, pouls 120.

Le 18. Même état, crachats caractéristiques de pneumonie, gommeux, fibrineux.

T. 40,8, pouls 100; soir 41, pouls 115.

Le 19. La pneumonie évolue à droite, toujours des râles. Diarrhée considérable, toujours le même régime et rhum 150 grammes.

T. 40,9, pouls 120; soir 41,2, pouls 118.

Le 20. Même état. Diarrhée, matières goudronneuses; crachats sanguinolents.

T. 40,4, pouls 118; soir 41, pouls 118.

Le 21. Mêmes signes physiques, l'état général paraît amélioré, il y a eu peu de défervescence de la température. Diarrhée.

T. 39, pouls 112 ; soir 37,4, pouls 110.

Le 22. La bronchite disparaît à gauche, à droite les râles de la pneumonie diminuent d'intensité. La diarrhée commence à être moins abondante 38,1.

Le 23. Le malade se réveille de sa stupeur, l'état général redevient rare. La toux est rare avec crachats gommeux, sanguinolents. La température est redescendue à la normale 37,4.

Le 25. Les râles de bronchite sont devenus très rares, on peut regarder la bronchite comme disparue. La pneumonie est tout à fait sur le retour, on n'entend plus qu'un peu de souffle en arrière de la partie moyenne et quelques râles souscrépitants. Encore un peu de toux, quelques crachats épais, verdâtres. Mais le malade est devenu complètement apyrétique et s'y maintient, l'état général est bon ; la convalescence est établie et on supprime l'alcool. Le malade sort dans le milieu du mois de mai.

Le diagnostic à porter dans ce cas étant probablement fièvre typhoïde, mais les accidents ont revêtu une forme plus thoracique qu'abdominale, la broncho-pneumonie a été l'accident principal et c'est à elle surtout qu'il fallait s'adresser. Que l'alcool ait en résumé de bons effets, c'est possible, mais en tout cas on pourra encore chercher son action sur la courbe et il sera difficile d'en trouver une, il a pu relever un peu le malade profondément abattu, il a pu empêcher une dénutrition trop rapide, permettre d'amener la résolution favorable d'un état fort grave, mais à coup sûr il n'a eu d'influence ni sur le pouls ni sur la fièvre.

Obs. VIII. — L. Ch..., 18 ans, boulanger, entre le

29 mars 1880, n° 21, salle Saint-Joseph, Hôtel-Dieu, service du professeur G. Sée. — Fièvre typhoïde. Mort.

Cette observation ainsi que celle qui la suivra a été prise avec le plus grand soin, et le plus de détails possibles, non seulement dans le but d'étudier l'action générale de l'alcool, mais encore d'étudier de plus près son action immédiate sur la température.

Le malade, d'une forte complexion, présente à son entrée un grand affaissement, facies abattu, douleurs dans les fosses iliaques, lèvres fuligineuses, langue saburrale, cuite ; diarrhée, taches rosées lenticulaires, soubresauts des tendons, congestion pulmonaire. Le malade ne parlant nullement le français, ne peut donner aucun détail sur le mode et la date du début de la maladie. On diagnostique une fièvre typhoïde.

On donne au malade bouillon, lait, un verre d'eau de Sedlitz, alcool pur 80 grammes. Je lui donne le matin même 40 grammes d'alcool dilués dans deux verres de tisane commune. Il la prend sans aucune répugnance. Avant l'expérience, le thermomètre dans le rectum marquait 41,5, 60 minutes après il marquait 41,3. Aucune ivresse.

Le soir du 30 mars le malade est dans le même état, il a une épistaxis, diarrhée très intense, 41,3 ; une heure après avoir pris les 40 grammes d'alcool, T. 41,1. Le pouls de 114 est tombé à 110.

Le 31. Même état, cependant un peu moins indifférent au monde extérieur. T. 41, alcool, 40 grammes ; une heure après 40,9.

Soir, 41,8, pouls 114, alcool 40 grammes ; après 45 minutes 41,2, pouls, 100.

1er avril. La congestion pulmonaire persiste, la dose d'alcool est portée à 100 grammes par jour. T. 41,3, alcool après une heure, 41,2.

Soir, 41,8 ; 50 grammes d'alcool, après une heure, 41. Pouls tombe de de 110 à 98.

Le 2. Le malade est très abattu. Le crachoir est teint de sang, mais ce sang semble venir du pharynx, car le crachement du sang n'est pas précédé de toux. De plus il est bientôt pris d'une violente épistaxis qui dure plus d'une heure. Le moral est frappé. T. 41, pouls, 106, alcool 50 grammes; après une heure, T. 41, pouls, 106, non modifié de nombre mais de mode, il est beaucoup plus fort, plus vibrant; dicrotisme très marqué, aucun signe d'ivresse.

Soir, soubresauts des tendons, abattement, parole difficile, toux; douleurs dans la gorge, 41,5, pouls, 100, alcool, 50; après une heure et demie, 41,5, pouls, 106.

Le 3. Etat grave, une bave visqueuse s'écoule de la bouche, le malade est uu peu cyanosé, soubresauts des tendons. Devant cet état grave, adynamique toujours croissant, accompagné d'une chaleur fébrile intense. on a recours aux bains froids. Un moyen de réfrigération puissante étant introduit dans le traitement, les quantités de réfrigération par l'alcool ne pouvant plus être mesurées, la recherche de la température est interrompue.

Le 3. Soir, T. 41,4.

Le 4. Matin, T. 40,8; soir, 41,2.

Le 5. Matin, T. 48,2; soir, 41,4.

Le 6. Matin, T. 40,8; soir, 40,6.

Le 6. L'alcool pur à 86° est ordonné de nouveau à la dose de 80 grammes; le soir avant d'être mis au bain, le malade a une température de 40,6, 15 minutes après le bain il a 38,8. Alors il prend 40 grammes d'alcool, 45 minutes après il a T. 39,9 malgré l'ingestion de l'alcool.

Le 7. La nuit dernière a été très mauvaise, il a des symptômes ataxo-adynamiques très marqués, soubresauts des tendons, subdelirium, agitation, quelques mouvements désordonnés, cris, marmottements, carphologie, lèvres gercées et sanguinolentes, fuligineuses, salive visqueuse. A huit heures il est mis au bain, à sa sortie il a 40,4. Il ne peut avaler que 15 grammes d'alcool car la déglutition est difficile, après 45 minutes il a 41, il prend alors 15 grammes d'alcool. Il en reçoit 30 à midi.

Le soir, même état. 41,4, pouls 118, alcool 28 grammes; une heure après, 40,7, pouls 114.

Le 8. Un peu mieux, moins étranger au monde extérieur. T. 40,8, pouls 124, alcool dans la tisane gommée, 30 grammes; après une heure, 40,8, pouls 112; après deux heures, 40,9, pouls 142. Le matin il a pris un verre d'eau de Sedlitz.

Soir, délire, marmottements ; on constate pour la première fois l'incontinence des matières fécales. On lui a donné de 11 heures à 4 heures du soir environ 60 grammes d'alcool par cuillerées dans la tisane gommée. Il a, T. 41,1, pouls 114.

Le 9. La nuit n'a pas été trop agitée, le matin il articule quelques mots. T. 41,1, pouls 118, alcool 27 grammes ; après une heure, 41,1, pouls 120.

Soir, pas de selles, 41, pouls 118, alcool 30 grammes ; après une heure, 40,7, pouls 125.

Le 10 avril. Prostration 40,7, pouls 126, alcool 30 grammes ; après une heure et demie 40,7.

Soir, haleine fétide, ballonnement considérable du ventre, sonore à la percussion. L'eau de Sedlitz, les lavements ne peuvent obtenir une selle, l'adynamie est profonde, il n'avale que que difficilement 10 grammes environ d'alcool, du reste il ne pourrait lui en être donné davantage pour une cause que je veux bien m'abstenir de rapporter.

T. 40,9 pouls 116.

Le 11. Le malade est très mal ; on lui donne le matin un lavement qui n'est rendu que le soir.

T. 40,6, pouls 128.

Soir, 40,4, pouls 122, alcool 30 grammes ; après une heure, 40,2,, pouls 122.

Le 12. Mauvaise nuit, le ventre est toujours très ballonné, le pouls est très petit, la peau sèche, d'une chaleur mordicante, tendance aux eschares, lèvres crevassées, fuligineuses ; mouvements désordonnés des bras, alternatives de dépression et d'ataxie. Plus rien dans la poitrine. T. 40,3, pouls 140, alcool 30 grammes, en deux fois ¡à une demi-heure d'intervalle ; une heure après la deuxième prise, 39,9, pouls 136. J'apprends que la veille un autre malade de la salle lui a fait avaler un énorme morceau de pain.

Soir, on constate en découvrant le malade un amaigrissement considérable et une énorme suffusion hémorrhagique capillaire à la région inguinale et en haut de la région externe de la cuisse du côté gauche. Quelques écorchures au siége.

T. 40,9, pouls 134, alcool 30 grammes ; 40,8, pouls 134.

Le 13. Dans la nuit, nombreuses évacuations alvines, le matin le malade est un peu plus calme, le pouls est un peu plus fort, mieux senti sous le doigt. T. 40,1, pouls 134, alcool 30 grammes; après une heure et demie, 39,7, pouls 124.

Soir, retombé dans un état ataxo-adynamique, avale avec peine. T. 40,3, pouls 142, alcool 35 grammes; après une heure, 40,1, pouls 126. Pendant la nuit, somnolence, assez calme. Le matin le facies est très coloré, sueur sur le visage remarquablement abondante, lèvres fuligineuses; mouvements ataxiques des bras, nombreux soubresauts des tendons. T. 40,1, pouls 116, alcool 35 grammes; après une heure, T. 39,7, pouls 124.

Soir, même état, pétéchies au haut des cuisses, les fesses sont comme infiltrées. P, 120, T. 40, alcool, 35 grammes; après une heure, 39,5, pouls 122.

Le 15. Etat de plus en plus grave. La nuit, incontinence des matières; plaques ecchymotiques aux jambes et aux bras. A la hanche, large plaque noire d'érysipèle gangrenée et entourée d'une auréole rouge vineux, envahissant le haut de la cuisse gauche et de la partie gauche de l'abdomen. Tout autour de cette plaque gangréneuse d'une odeur horriblement fétide, on sent à la pression une crépitation très marquée. T. 40,4, pouls 128, alcool 35; après une heure, T. 39,9, pouls 126.

Soir, même état, T. 39,8, pouls 118, rejette par expuition le liquide qu'on veut lui faire avaler, il ne peut prendre l'alcool.

Le 16. Même état général. La plaque gangréneuse a encore augmenté de dimension. Etat ataxo-adynamique très-grave. Cris, carphologie, peau d'une chaleur mordicante. T. 39,5, pouls 126. L'alcool ne lui est pas donné pour la même cause que précédemment, le 10.

Soir, T. 39,3, pouls 128, avale quelques gorgées d'une tisane alcoolisée par gorgées lentes, il en rejette la moitié.

Le 17. T. 39,5, pouls 122. Déglutition impossible.

Soir, mains froides, violacées, on doit les lui attacher pour éviter qu'il n'écorche avec les ongles sa plaque gangréneuse.

Le 18. Etat des plus graves, face cyanosée, mains refroidies, prostration complète. T. 39,2, pouls, 122.

Soir, 39, pouls 118.

Dans la nuit du 18 au 19, mort.

L'autopsie a été faite et n'a rien montré de particulier.

Dumouly.

Après cette observation nous plaçons la suivante où l'alcool a été donné dans les mêmes conditions, et les températures prises dans le rectum ont été notées avec la même exactitude.

L. Obs. X. F..., chapelier, 24 ans. Entré le 30 mars 1880, lit n° 23, Saint-Christophe. Hôtel-Dieu, service du professeur G. Sée.

Le vendredi 9 mars, il tomba à la renverse en travaillant, il se remit aussitôt au travail ; sueurs, frissons. Le samedi il s'alita. Céphalalgie, vertiges. Diarrhée, douleurs abdominales surtout à la pression dans les fosses iliaques. Ni vomissements, ni épistaxis.

A l'entrée à l'hôpital, il présente un facies abattu, décubitus dorsal, parole un peu embarrassée, sentiment de fatigue. Pas d'appétit, langue très rouge au milieu et à la pointe, saburrale sur les bords, les lèvres sont fuligineuses. Diarrhée. pas de vomissements. Le ventre n'est pas ballonné, un peu dur à la pression, la sonorité est normale, la pression dans les fosses iliaques, surtout au côté gauche, est douloureuse. La région sous-hépatique a une sonorité exagérée, pas de matité à la région splénique ; la dureté de l'abdomen empêche de percevoir s'il y a un engorgement de la rate.

Toux, crachats rares, visqueux, non striés de sang. Inspiration précipitée, respiration sibilante, surtout à droite. Signes de congestion pulmonaire intense.

Rien au cœur ; pouls un peu fort, précipité, pas de dicrotisme. Peau chaude. Quelques taches lenticulaires sur la poitrine.

T. 41. 5. P. 132.

Régime : Bouillon. deux potages. Lait. Eau gommée.

Le 31. Matin, T. 41. 2. P. 130. Alcool pris à 90° 80 gr. par jour ; soir, le malade répond assez bien, l'état n'a point changé, mais un très court examen suffit à l'affaisser considérablement. Il prend 40 gr. d'alcool pur dans deux verres de tisane. T. avant : 41. P. 128 ; après 45 minutes : T. 40,6. P. 126.

1er avril. Un peu de délire pendant la nuit. Très affaissé,

congestion pulmonaire. L'alcool ne lui est pas donné, par suite d'accident; T. 40,7, P. 130. Soir, le malade affecte une prostration complète, affaissement certainement simulé en partie; obéissant à quelques suggestions, il veut refuser de laisser prendre sa température et d'avaler le médicament. Il a reçu une lotion à 3 heures. A 4 heures 45, la température est 41,1, pouls 94. Ingestion de l'alcool pur à 90°, 40 gr. Après une heure, même affaissement, T. 40,6, P. 82.

Le 2. Nuit calme, aucun symptôme d'ivresse. Le matin, le malade est moins affaissé; T. 40, 2, P. 88; alcool, 40 gr.; après une heure et demie, T. 39.6, P. 84. Soir, lotion reçue à 2 heures 1/2. Même état à 4 heures 1/2; T. 40,6, P. 94; alcool, 40 gr. Après une heure et demie, T. 40,2, P. 90. Le malade se trouve assez bien malgré sa température élevée. Plus de congestion pulmonaire.

Le 3. Bonne nuit. Sommeil, toujours pas de délire. Evacuations alvines très abondantes; T. 39,5, P. 80; alcool, 40 gr. Après 15 minutes, T. 39, P. 82. A 10 heures, après cette observation, le malade reçoit une lotion; soir, se trouve assez bien. Diarrhée continue, le sillon fessier a de la tendance à s'excorier; on le recouvre d'amidon; T. 40.4, P. 94; alcool, 40 gr. Après une heure et demie, T. 39,8, P. 90.

Le 4. Sommeil pendant la nuit; cependant le matin il se sent très fatigué; toux, diarrhée, T. 40,2, P. 94; alcool, 40 gr.. Après une heure et demie, T. 39,5, P. 106. Lotions après cette observation. Après trois heures, T. 40,1, P. 98. Nous constatons donc que la température est remontée à sa hauteur trois heures après l'ingestion de l'alcool. Soir, 40,4; alcool 40 gr.

Le 5. On aurait encore à noter quelque mauvaise volonté de la part du malade, il accuse une prostration extrême qu'on peut soupçonner d'être affectée; T. 39,4, P. 86; alcool, 40 gr. Après une heure et quart, T. 39, P. 84. Lotion après l'observation. Soir, même état, grande répugnance pour le médicament, il ne le prend qu'après beaucoup de difficultés; T. 40,3, P. 102; Alcool, 27 gr. Après une heure 39,8, pouls 96.

Le 6. L'état du malade est stationnaire, lotions supprimées. L'alcool est donné à la dose de 80 grammes. toujours pur, à 90°, trois fois par jour, soit 27 gr. le matin, id. midi, id. le soir; T. 39,2, P. 90. Après une heure et demie, T. 38,9, P. 82 ; après trois heures, T. 39,2 P. 88. A midi, alcool, 27 gr. Soir, T. 40, P. 102 ; alcool 27 gr. Après une heure et demie, T. 39,6, P. 98.

Le 7. Un peu d'amélioration, réponses assez nettes. Menaces d'excoriation au rectum et aux fesses, la diarrhée est encore très intense ; T. 39, P. 84 ; alcool, 27 gr. Après 75 minutes, 38,6, P. 78 ; après trois heures, T. 40, P. 82. A midi, alcool, 27 ; soir, T. 40, P. 104, alcool, 27 gr. ; après 105 minutes, T. 39,6 P. 96 ; après trois heures, T. 40, P. 105.

Le 8. Le malade sort complètement de sa torpeur, premiers signes d'appétit. Abcès à la région fessière. T. 39,2 P. 84, alcool, 28 gr. ; après deux heures un quart, T. 38,8, P. 76 ; après trois heures, T. 39, P. 104. Soir, encore de la diarrhée, sentiment de mieux être, T. 40, P. 104, alcool, 27 gr. ; après 40 minutes, T. 39,8, P. 96 ; après trois heures, 40, P. 100. A midi, alcool, 27.

Le 9. Soir, T. 38,6, P. 90, alcool, 27 gr. Après deux heures et demie, T. 38, P. 80. Soir, furoncles très nombreux à la région fessière, nombreux petits foyers de suppuration qui expliquent la petite élévation de température ; T. 39,2. P. 88, alcool. 27 gr. ; après deux heures, 39,4, P. 80.

Le 10. T. 38,2, P. 76, alcool, 27 gr. ; après deux heures et demie, 38, P. 80 ; après trois heures, T. 38,2, P. 80 ; à midi, alcool, 27 ; soir, suppuration abondante des petits abcès. La diarrhée est finie ; T. 39,6, P. 86, alcool, 27 gr., après deux heures, T. 40, P. 100.

Le 11. L'appétit devient impérieux. Toujours le même régime : bouillon, lait ; T. 38, P. 76. L'alcool est supprimé. Soir, T. 38,6, P. 82.

Le 12. Les furoncles deviennent très douloureux, les deux trochanters en sont atteints, ils rendent la situation du malade assez pénible, autrement il se sent bien. On lui rend l'alcool. Matin, T. 37,8, P. 84 ; soir, T. 39, P. 104, alcool, 30 gr. ; après 90 minutes, T. 38,5, P. 90 ; après trois heures, 39,2 P. 98

Le 13. Mieux très marqué, malgré les douleurs assez violentes ressenties au siège, on y place un emplâtre de diachylon. Plus de toux, de diarrhée. Malgré les demandes du malade on recule encore l'alimentation ; T. 37,1, P. 60, alcool,

27 gr.; après deux heures, 37,3, P. 72; après trois heures. T. 37,5, P. 70. Soir, T. 38,1, P. 75, alcool, 27 gr.; après une heure, T. 37,9, P. 69, très large : après deux heures, T. 37,5, P. 70; après trois heures, T. 38, P. 72.

Le 14. Mieux très marqué, T. 37,8 P. 83, alcool, 27 gr.; après une heure, 37,1, P. 76; après deux heures, T. 37,5, P. 76; après trois heures un quart. T. 37,4, P. 68. Soir, T. 27,9 P. 74, alcool, 27 gr.; après une heure et demie, T. 37,4, P. 89.

Le 15. Le malade peut être considéré comme sur la voie de la convalescence, il n'a plus aucun accident d'aucun côté, sauf les abcès de la région fessière qui l'obligent au décubitus dorsal,

Matin, T. rectale, 37,1, P. 54; l'alcool est supprimé.

Soir, T. — 37,6, P. 66.

Le 16. On commence l'alimentation. T. 37,3, P. 60; soir, T. 37,5.

La convalescence est établie, le malade se lève, et il sort de l'hôpital à la fin du mois.

L'action générale de l'alcool dans ces fièvres continues a encore été très faible. Dans l'observation de Sp... l'adynamie profonde du malade n'a été modifiée que bien tardivement, quand les lésions locales et l'évolution de la maladie ont commandé cette modification. Chez le second typhoïsant de fortes doses d'alcool n'ont pu l'empêcher de tomber dans un état ataxo-adynamique fort grave, vers lequel du reste il avait de très fortes tendances; quand il a été complètement déclaré, aucune amélioration ne s'est produite, au contraire l'état du malade a été en s'aggravant jusqu'à la production de la plaque gangréneuse, marque de la profonde déchéance de l'organisme, signe précurseur de la terminaison fatale. Il ne faudrait pas cependant s'appesantir sur des cas semblables, d'une violence extrême, qui font le désespoir de toutes les médications et desquels on peut presque dire à une période peu éloignée du début, vu les tendances d'une extrême adynamie, que l'être frappé est presque fatalement voué à une terminaison funeste. Le troisième typhoïsant moins déprimé a eu cependant à certains moments de véritables tendances adynamiques, (même étant faite la part d'une certaine affectation) et les doses considérables d'alcool ingérées ne l'ont que tardivement relevé de cette légère stupeur. Dans ce cas on n'a pas eu de délire comme dans le cas précédent sauf pendant un temps très court.

Pour ce qui est de la température il ne nous est guère permis d'être de l'avis des auteurs qui ont vu des abaissements de 2 degrés et demi sous l'influence de l'alcool, il suffit de jeter un coup d'œil sur les températures de ces malades. L'observation de Sp... nous montre le courbe oscillant de quelques dixièmes seulement autour de 41, du 14 ou 21 avril, alors que le traitement avait été appliqué sans interruption pendant tout ce temps. Le second malade conserve tout le temps, la courbe autour de 40 et de 41, il n'y a pas de défervescence notable à signaler. Le 3e typhoïsant semblerait peut-être donner un peu plus raison aux partisans de l'alcool comme antipyrétique. Nous voyons en effet l'ensemble de son tracé descendre lentement, mais avec une sorte de régularité. Mais à son arrivée il a 41,5. Le lendemain matin, même ayant l'ingestion de l'alcool, il tombe à 41, il arrive ensuite le 20° jour à 40°, il est resté à ce degré chaque soir pendant 4 jours ; la défervescence n'est donc pas entièrement régulière. Cette courbe se fait remarquer par de grandes oscillations qui vont jusqu'à une différence d'un degré entre le soir et le matin, l'alcool ne peut donc empêcher la température de remonter le soir, même quand on en a donné une certaine quantité à midi.

Le mode d'administration employé sur ces deux derniers malades nous a permis de faire quelques études non seulement sur l'influence générale, mais encore sur l'influence immédiate de l'alcool sur la température. Ici en effet il était donné à doses massives de 27 à 40 gr., dilués dans une certaine quantité d'eau pour faciliter son administration. Dans ce cas, si l'action générale peut soulever quelque doute, il n'en est plus de même pour l'immédiate, la lecture des deux dernières observations suffirait à en convaincre; il y a eu surtout chez le dernier malade après chaque prise un abaissement constant, un moyenne de 3 à 5 dixièmes de degré ; il n'a pas été aussi constant chez le deuxième, 7 fois on voit un résultat nul. Est-ce que l'influence pyrétogène du poison typhique n'aurait pas été assez forte pour neutraliser l'action de l'alcool ? Dans les cas où un résultat favorable a été constaté, le maximum de réfrigération a été signalé à peu près une heure 1|2 en moyenne après l'ingestion, trois heures après, la température était remontée à la même hauteur qu'avant l'ingestion. Action bien faible et bien éphémère pour donner au malade un véritable bénéfice au point de vue de la réfrigération. Il faut bien remarquer que ce résultat si faible n'a pu être obtenu qu'en sidérant en quelque sorte le malade sous des doses massives, absorbées en une seule fois. Si c'est là ce qu'on obtient avec ces fortes doses, nous nous expliquons comment les doses fractionnées n'ont rien donné du tout. Chaque petite dose est insuffisante à donner un effet réfrigérant, et leur succession n'agira pas davantage, car l'élimination se fait très rapidement. Le seul moyen alors serait de donner des doses considérables, comme 30 gr. en moyenne d'alcool pur, qu'il faudrait répéter chaque deux heures et demie, ce qui serait une thérapeuthique impossible ; 300 grammes d'alcool pur ou près d'un litre de rhum par 24 heures, et pour obtenir quoi ?

Ce défaut d'action réfrigérante de l'alcool dans les pyrexies peut s'expliquer par ce fait que, dans ce cas, il aurait à lutter contre une cause incessante et sans cesse renaissante de formation de chaleur ; dès lors son effet se trouve neutralisé, il se trouve presque impuissant ; il faut de fortes doses pour avoir une action très faible.

L'action sur le pouls a été, d'après ces observations, tout aussi problématique que l'action sur la température. Avec le rhum à doses fractionnées, nous le voyons se maintenir presque toujours aux mêmes chiffres avec les doses massives; l'action est rarement un abaissement, on peut la regarder comme aussi faible qu'incertaine. Aucun des malades, nous devons l'ajonter, n'a donné aucun signe d'excitation, aucun signe d'ivresse, même après les doses considérables. Ce fait, déjà signalé nombre de fois, a été expliqué, comme nous l'avons vu, par le professeur Sée, qui l'attribue à la rapidité de l'élimination par l'organisme, en proie à une chaleur hypernormale.

L'autopsie qui a été faite n'a pas révélé de stéatose cardiaque. Il ne faut pas oublier que les adversaires de l'alcool dans la fièvre typhoïde ont mis au compte de ses méfaits la propriété qu'il aurait de faciliter la dégénérescence graisseuse des organes.

Si l'alcool, dans les observations que nous venons de voir, n'a pas eu toute l'action stimulante qu'on se plaît à lui accorder, il est cependant impossible de nier que cette action existe; elle a été et est encore constatée à chaque instant par nombre de praticiens. Il cède au système nerveux les forces qui tendent constamment à lui faire défaut; si l'effet quelquefois n'est pas observé, c'est probablement que la dépression est trop forte, et que l'alcool doit rester impuissant dans la lutte. C'est par cette action sur le système nerveux qu'il est capable de calmer le délire, action qu'il a surtout contre les délires alcooliques. Chez ces malades, comme le dit si bien Gingeot, le système nerveux est habitué à la double excitation du sang et de l'alcool, et il manifeste un besoin quand la seconde n'intervient plus ; qu'on la leur rende, et le délire cessera immédiatement. Son rôle anti-déperditeur, nous ne songerons pas à le nier ; il existe à l'état physiologique comme à l'état pathologique, nous n'en voudrions pour preuve que les chiffres que nous avons donnés de l'élimination de l'urée chez un pneumonique soumis à l'alcool. Dans la pneumonie on a voulu lui faire jouer une action immédiate sur le processus pneumonique, une action locale. L'idée a pu être ingénieuse, mais n'a point reçu de démonstration directe. L'action doit être, comme pour la fièvre typhoïde où cela est indubitable, une action générale.

CONCLUSIONS.

Au point de vue physiologique, l'étude que nous avons faite nous permet de conclure que :

1° L'alcool à petite dose aide la digestion, à forte dose il l'entrave.

2° L'alcool n'est pas un aliment, mais une substance d'épargne ; il est un antidéperditeur.

3° L'alcool accélère la respiration.

4° L'alcool produit, à dose élevée, une légère accélération du pouls.

5° A forte dose, il est un dépresseur du système nerveux; à dosè moyenne, il est un stimulant.

(Nous insistons particulièrement sur les conclusions suivantes :)

6° A dose très forte, l'alcool produit des abaissements considérables de température.

7° A dose faible, mais au-dessus de 12 grammes, il produit chez l'homme des abaissements de température, se mesurant par quelques dixièmes de degré ; cette action temporaire n'est nullement influencée par la digestion.

8° A très petite dose, entre 11 et 6 grammes, nous avons obtenu des élévations de température de 2 ou 3 dixièmes de degré. Au-dessous de 6 grammes, il n'y a plus d'effet thermique.

9° La dose de 12 grammes ne donne non plus aucun effet. Il y a donc une dose intermédiaire qui ne donnerait lieu à aucun effet.

Au point de vue de la pathologie et de la thérapeutique :

1° L'alcool agit dans les pyrexies par une action stimulante. Il est un remède puissant contre le dé-lire, contre l'adynamie.

2° Il agit comme antidéperditeur.

3° Il n'agit pas comme antipyrétique, il est incapable de modifier favorablement une courbe thermique.

4° Les doses massives (30 gr.) d'alcool pur, amènent chez les fébricitants une petite réfrigération de quelques dixièmes de degré. Cette action est peu durable, elle a son maximun après une heure et demie, elle est complètement finie après trois heures.

5° Les doses fractionnées n'ont pas même cet effet temporaire.

6° Les fortes doses, comme les doses fractionnées et les doses minimes, ont sur le pouls une action très faible.

7° Les fortes doses sont incapables de produire l'ivresse chez le fébricitant, alors qu'elles la produiraient sûrement chez le même homme en état de santé.

En un mot, il faut admettre que l'alcool peut avoir une action sur la fièvre, mais cette action doit être cherchée de tout autre côté que dans le rôle antipyrétique qu'on lui a accordé.

A. Parent, imprimeur de la Faculté de Médecine, rue M.-le-Prince, 31.

NOUVELLES PUBLICATIONS

DE LA LIBRAIRIE ADRIEN DELAHAYE ET E. LECROSNIER

Leçons sur les maladies du système nerveux, faites à la Salpêtrière par le professeur Charcot, recueillies et publiées par le Dr BOURNEVILLE, rédacteur en chef du *Progrès médical*. 3e édit., revue et augmentée. 2 vol. in-8 avec 50 figures dans le texte et 21 planches, dont 15 en chromolithographie........... 28 fr.
 Cartonné.. 30 fr.

Traité de thérapeutique appliquée, basé sur les indications, suivi d'un précis de thérapeutique et de posologie infantiles et de notions de pharmacologie usuelle sur les médicaments signalés dans le cours de l'ouvrage, par J.-B. FONSSA-GRIVES, professeur de thérapeutique et de matière médicale à la Faculté de méde-cine de Montpellier, etc. 2 vol. in-8.............................. 24 fr. »

Traité d'anatomie pathologique, par le docteur LANCEREAUX, professeur agrégé à la Faculté de médecine de Paris, médecin des hôpitaux, etc. Tome Ier, Anatomie pathologique générale. 1 vol. in-8 avec 267 fig. intercalées dans le texte.. 20 fr. »
 Cartonné.. 21 fr. »
 — Tome II, première partie, Anatomie pathologique spéciale, Anatomie pathologique des systèmes : 1° système lymphatique. 1 vol. in-8 de 636 p., avec 90 figures intercalées dans le texte. Prix du tome II complet............... 20 fr. »

De l'influence des excitations cutanées sur la circulation et la calorification, par le Dr JOFFROY, médecin des hôpitaux. In-8. 1878.............. 4 fr. »

De la pachyméningite cervicale hypertrophique (d'origine spontanée), par le Dr JOFFROY. In-8 de 116 pages et 1 planche. 1873............. 2 fr. 50

De la médication de l'alcool, par le Dr JOFFROY. In-8............. 4 fr.

Chimie pathologique. Recherches d'hématologie clinique ; les altérations du sang dans les maladies. Nouveau procédé de dosage de l'hémoglobine, pouvoir oxy-dant du sang ; matériaux solides du sérum, par le Dr QUINQUAUD, médecin des hôpi-taux, avec une introduction de M. le professeur Schützenberger. 1 vol. in-8. 6 fr.

Des affections du foie, par le Dr QUINQUAUD, premier fascicule. In-8. de 104 pages, 1879.. 2 fr. 50

Essai sur le puerpérisme infectieux chez la femme et chez le nou-veau-né, par le Dr QUINQUAUD, 1 vol. in-8 de 276 pages et 17 fig. dans le texte. 1872.. 3 fr. 50

Étude sur les affections articulaires, par le Dr QUINQUAUD, in-8, 1876.
                 2 fr. 50

Contribution à l'étude des troubles de la circulation veineuse chez l'enfant et en particulier chez le nouveau-né, par le Dr HUTINEL. In-8 de 170 p. 1877.. 3 fr. 50

Du danger des médicaments actifs dans les cas de lésions rénales, par le Dr CHAUVET. In-8 de 49 pages. 1877....................... 1 fr. 50

Traité des maladies de l'estomac, par le Dr LEVEN, médecin en chef de l'hôpital Rothschild, etc. 1 vol. in-8................................. 7 fr. »

Guide élémentaire du médecin praticien, par le Dr BUCHHOLTZ. 1 vol. in-18.. 5 fr.

Traité théorique et clinique de Percussion et d'Auscultation, avec un appendice sur l'inspection, la palpation et la mensuration de la poitrine, par E.-J. WOILLEZ, médecin honoraire de l'hôpital de la Charité, etc. 1 vol. in-18 avec 101 figures intercalées dans le texte............................... 10 fr.
 Cartonné.. 11 fr.

Traité des maladies de la peau, par I. NEUMANN, professeur de dermatologie et de syphilographie à l'université de Vienne, traduit sur la 4e édition, et annoté par les docteurs G. et E. DARIN. 1 vol. in-8 avec 76 figures intercalées dans le texte.. 13 fr.

Traité clinique et pratique de la phthisie pulmonaire et des mala-dies tuberculeuses des divers organes, par le professeur LEBERT, 1 vol. in-8.. 10 fr.

Traité d'anatomie générale appliquée à la médecine. Embryogénie, éléments anatomiques, Tissus et systèmes, par L. CADIAT, professeur agrégé à la Faculté de médecine de Paris, etc., avec une introduction de M. le professeur Ch. ROBIN. Tome 1er, 1 vol. in-8 avec 210 fig. dessinées par l'auteur....... 13 fr. »